DR. NICOLE SCHAENZLER |
PRIV.-DOZ. DR. MED. FLORIAN BEIGEL

SUPERORGAN MIKROBIOM

DER DARM ALS SCHLÜSSEL ZU **GESUNDHEIT** UND LÄNGEREM LEBEN

EINFACH SUPER, DIESES ORGAN!

Unter Mikrobiomforschern geht ein Witz um: Was tun, wenn man auf einer Party ins Gespräch kommen möchte? Dann sollte man einfach kurz erwähnen, dass man Mikrobenkenner ist – und schon kann man sich der vollen Aufmerksamkeit der Partygäste sicher sein. Das wissenschaftliche wie auch das öffentliche Interesse an den zig Milliarden von Mikroorganismen in unserem Darm ist tatsächlich gewaltig. Fast jeden Monat werden neue Erkenntnisse veröffentlicht, die belegen: Unsere Darmbewohner sind viel, viel mehr als nur ein zusammengewürfelter Haufen Keime, die sich an der Verdauung beteiligen. Vieles spricht sogar dafür, dass unser Darmmikrobiom eine wichtige, wenn nicht die wichtigste Instanz in unserem Körper ist, die über Gesundheit und Krankheit entscheidet. Ein Großteil der Wissenschaftler vertritt deshalb die Ansicht, dass die Gemeinschaft unserer Darmbakterien ein eigenständiges Organ bildet. Ein Organ, das im permanenten Austausch nicht nur mit anderen Organen, sondern auch mit unserem Immunsystem steht. Das aber auch selbst Entzündungen hemmen und uns vor Infektionen schützen kann. Und das einen direkten Draht zum Gehirn hat – und so Einfluss auf unsere Gefühlswelt, unsere psychische Verfassung und unser Verhalten nimmt.

Der Mikrobiom-Darm-Gehirn-Achse ist die Wissenschaft erst vor Kurzem auf die Spur gekommen. Seitdem wurden spektakuläre Hinweise gefunden, dass die Darmbakterien über diese Verbindung auch an der Entstehung von Erkrankungen beteiligt sein könnten, die wie Parkinson, Autismus oder multiple Sklerose bis dahin ausschließlich dem Gehirn zugeordnet wurden.

Essenziell sind die Bewohner unseres Darms – und die Substanzen, die sie bei der Zerlegung der Nahrungsbestandteile bilden – für den Stoffwechsel. Ob wir schlank bleiben oder dick werden, ob wir an Typ-2-Diabetes oder an einem metabolischen Syndrom erkranken, könnte davon abhängen, welche Bakterienarten in unserem Darm das Sagen haben.
Die Erkenntnisse und Empfehlungen, die wir Ihnen näherbringen möchten, beruhen auf wissenschaftlichen Studien von renommierten Forschungseinrichtungen. Allerdings: Der endgültige Beweis, die Langzeiterfahrung oder auch der Sprung vom Tierexperiment zur Studie mit Menschen stehen mitunter noch aus. Ebenso schwingt immer mal wieder die Henne-Ei-Frage mit: Was war zuerst da, die Veränderung im Darmmikrobiom, die zur Erkrankung geführt hat? Oder hat umgekehrt die Erkrankung unser Darmmikrobiom aus der Balance gebracht?
Fest steht jedoch: Wer wie wir in einem Industriestaat lebt, muss sich besonders gut um das heterogene Völkchen in seinem Darm kümmern. Denn unsere typisch westliche Lebens- und Ernährungsweise schadet dem Darmmikrobiom – das ist inzwischen wissenschaftlich belegt.
Was Sie tun können, um Ihre Darmbakterien zu stärken und zu schützen, erfahren Sie im letzten Kapitel dieses Buches. Etwas mehr Fürsorge für die Winzlinge lohnt sich – wir hoffen, Ihnen das mit diesem Buch deutlich zu machen. Ist Ihr Darmmikrobiom nämlich mit Ihnen im Einklang, ergibt sich jener Zustand, den wir Gesundheit nennen.
Wir wünschen Ihnen viel Freude beim Lesen!

Nicole Schaenzler Florian Beigel

INHALT

Der Mensch und sein Mikrobiom:

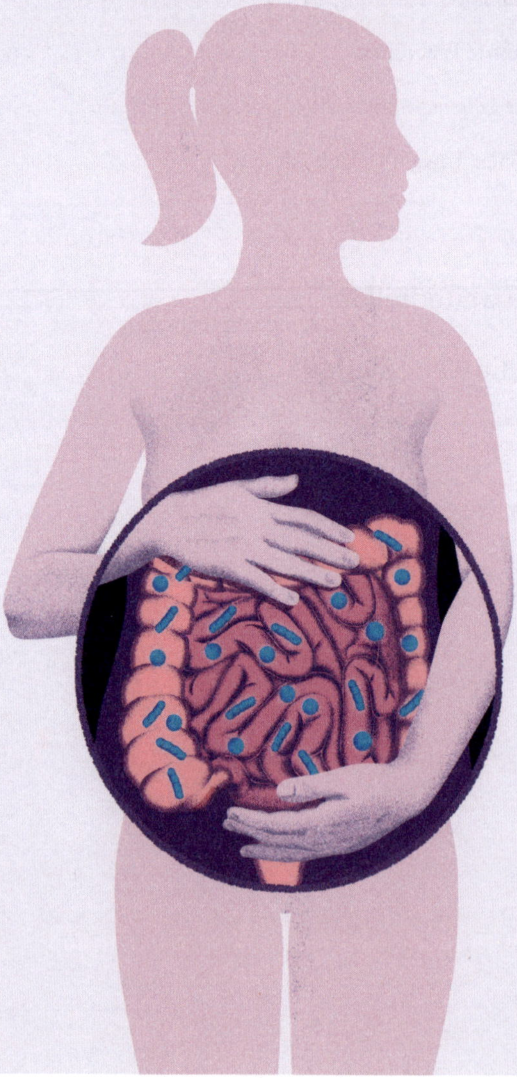

Die perfekte Symbiose

Der Mensch ist ein Individuum. Oder doch nicht? Fakt ist: Wir werden besiedelt. Unsere Mitbewohner sind jedoch so winzig, dass sie nur mit dem Mikroskop zu erkennen sind. Sie tummeln sich auf uns und in uns und pflegen rege symbiotische Beziehungen – nicht nur untereinander, sondern auch mit uns, ihrem Wirt und Lebensraum. Das heißt, wir sind alle aufeinander angewiesen. Für die moderne Mikrobiologie sind wir deshalb ein Metaorganismus, ein wandelndes Universum im Universum.

DAS UNIVERSUM IM UNIVERSUM

Auf jedem Quadratmillimeter der Haut und der Schleimhaut in Mund, Vagina und noch tiefer in uns drinnen, in Lunge oder Darm – überall wuseln Mikroben, allen voran Bakterien, aber auch Viren, Pilze und Archaeen, die auch »Urbakterien« genannt werden, weil sie den Bakterien ähnlich sind. Je nachdem, wo die Mikroben angesiedelt sind, bilden sie ihr eigenes Völkchen. Die Gemeinschaft im Mund ist also eine andere als die in der Achselhöhle, in der Nase oder im Magen.

Wie eklig, werden Sie jetzt vielleicht denken. Aber nein! Unser Mikrobenreich ist existenziell wichtig für uns und unser Überleben! Diese Erkenntnis ist erst wenige Jahre alt. Und sie hat die medizinische Fachwelt schier überwältigt.

Info

SIND WIR ALLE HOLOBIONTEN?

Seitdem fest steht, dass wir Menschen – ebenso wie Tiere, Pflanzen und überhaupt alle Mehrzeller – mit unserer Mikroben-Gemeinschaft eine Einheit bilden, wird darüber diskutiert, was man künftig anstelle von »Individuum« sagen könnte. Die größten Chancen, sich durchzusetzen, scheint der Begriff »Holobiont« zu haben. Geprägt wurde er 1991 von der amerikanischen Biologin Lynn Margulis (1938–2011), die sich für ihre Neuschöpfung vom griechischen hólos (= ganz, vollständig) und bios (= Leben) inspirieren ließ.

Überraschend ist es schon, dass wir erst jetzt davon erfahren. Wir wissen fast alles über die Erde und kennen so gut wie jedes ihrer Ökosysteme; wir haben den Mond besucht und den Mars besuchen lassen, wir versuchen seit Jahren herauszufinden, ob es auch auf anderen Planeten Leben gibt … Aber dass wir selbst optimale Lebensbedingungen für eine Vielzahl an winzigen Organismen bieten, haben wir übersehen. Jetzt jedoch bemühen sich Wissenschaftler auf der ganzen Welt fieberhaft, das Versäumte nachzuholen und die Wissenslücke zu schließen.

Das körpereigene Ökosystem – ein Mikrobenreich

Es gibt im Moment fast nichts, was unserer mikrobiellen Gemeinschaft nicht an Superlativen zugetraut wird. So hieß es zum

Beispiel eine Zeit lang, dass mehr als 100 Billionen Mikroorganismen rund 30 Billionen Körperzellen gegenüberstehen. Die Zahlen gehen vermutlich auf eine Schätzung des Mikrobiologen Thomas Luckey in den 1970er-Jahren zurück; der Amerikaner ging sogar davon aus, dass es zehnmal mehr Mikroorganismen gibt als eigene Körperzellen. Inzwischen weiß man, dass das Verhältnis deutlich weniger spektakulär ausfällt, ja sogar mit 30 Billionen weitgehend ausgeglichen ist, wie die 2016 publizierte Neuberechnung einer israelisch-kanadischen Forschergruppe nahelegt. Imposant ist die Anzahl der von uns beherbergten Einzeller allemal, wobei längst noch nicht alle identifiziert sind. Aber es wird fieberhaft daran gearbeitet. Vor allem in den Labors der forschenden Biologen (Mikrobiologen, Molekularbiologen, Evolutionsbiologen …) und Mediziner (Immunologen, Gastroenterologen, Neurogastroenterologen …) ist gerade Gewaltiges im Gange. Und wirklich finden die Wissenschaftler fast jeden Tag neue Hinweise darauf, dass ein gutes Einvernehmen zwischen uns und unseren winzigen Mitbewohnern jenen Zustand ergibt, den wir Gesundheit nennen und der langes Leben verheißt.

Wofür sind die Mikroben wichtig?

Wie lebt es sich denn mit der Mikrobenschar? Tja, wie wohl? Vermutlich wissen Sie es nicht. Was unsere Mitbewohner genau für uns tun – und wie sie es tun –, bekommen wir eigentlich nicht mit. Eigentlich. In Wahrheit ist es nämlich so: Es gibt praktisch keinen Prozess in unserem Organismus, an dem die Winzlinge nicht in irgendeiner Form beteiligt sind. Es spricht sogar vieles dafür, dass sie nicht nur unseren Körper, sondern auch unser Seelenheil beeinflussen – zumindest die mikrobielle Gemeinschaft, die sich in unserem Darm tummelt. Vielleicht ist es ja, wie manche Wissenschaftler meinen, angemessen, von den Kleinstlebewesen in und auf unserem Körper als einem Organ zu sprechen, das wie Herz oder Leber lebenswichtige Aufgaben erfüllt – und ohne das wir keine Minute lang lebensfähig wären.

Man muss allerdings sagen: Das Ganze steckt noch in den Kinderschuhen. Es ist ja auch kaum länger als ein Jahrzehnt her, dass mithilfe neu entwickelter Analysemethoden erste Details über unsere Mitbewohner bekannt wurden – und so fast nebenbei der Weg für eine ganz neue Forschungsrichtung geebnet wurde. Das ist für den eher behäbigen Wissenschaftsbetrieb ein extrem kurzer Zeitraum. Und dies erklärt, weshalb vieles noch im Dunkeln oder zumindest im Halbdunkeln liegt – bis hin zu Antworten auf Grundsatzfragen wie: Sind all unsere wuselnden Untermieter gleichermaßen wichtig für uns? Wer von ihnen hält uns gesund, wer macht uns krank? Wie kommen wir überhaupt zu unseren Mikroben? Und vor allem: Lässt sich die Zusammensetzung der Mikrobengemeinschaft von außen – und wenn ja, wie genau – zu unseren Gunsten beeinflussen?

Hauptwohnsitz Darm

Manches musste bereits widerrufen oder zumindest korrigiert werden. Anderes wie besagte Idee, dass wir mehr Mikroben beherbergen als Körperzellen, hält sich dagegen trotz des überzeugenden Widerspruchs weiterhin hartnäckig. Als sicher gilt jedoch: Die Besiedlung ist nicht überall gleich dicht.

Der mit Abstand größte Teil unserer mikrobiellen Mitbewohner sitzt im Darm – der Zahnbelag oder die Vaginalschleimhaut hinken deutlich hinterher. Und: Mehr als 90 Prozent davon sind

Bakterien. Hier schon mal eine Kostprobe von den teilweise beachtlichen Größenordnungen, von denen in diesem Buch noch des Öfteren die Rede sein wird: Bis zu einer Billion Bakterien scheiden wir mit dem Stuhl aus – pro Gramm! Das ist um ein Vielfaches mehr, als Menschen auf unserem Planeten leben oder als die Milchstraße Sterne hat. Sehr wahrscheinlich teilen sie sich in mindestens 1 400 verschiedene Arten auf – das letzte Wort ist darüber aber noch nicht gesprochen. Dass die winzigen Wesen im Darm zusammen zwei Kilo wiegen, wie oft zu lesen ist, stimmt jedoch nicht ganz: Mittlerweile musste das Gewicht um etwa 500 Gramm nach unten korrigiert werden, manche Wissenschaftler sprechen auch »nur« noch von einem Kilo. Macht nichts. Viel wichtiger ist, dass die Wissenschaftler den Darmbakterien eine herausragende Rolle in der Medizin der Zukunft zutrauen – sei es, um uns gesund zu erhalten, sei es, um uns wieder gesund zu machen.

Warum aus Darmflora Darmmikrobiom wurde

Inzwischen hat sich die Fachwelt auf eine Änderung der Begrifflichkeiten geeinigt. So spricht heute kaum noch jemand von Darmflora, sondern nun heißt es immer häufiger Mikrobiom (mikro = klein, biom = Großlebensraum, vorherrschende Lebensgemeinschaft) oder Mikrobiota, wenn von unseren mikrobiellen Untermietern (und ihren Genen) in unserem größten Verdauungsorgan die Rede ist. Den Ausdruck gibt es schon seit Ende der 1980er-Jahre, wiedereingeführt hat ihn der amerikanische Molekularbiologe und Nobelpreisträger Joshua Lederberg (1925–2008). Zugleich beklagte der große Forscher, dass bislang niemand die Bedeutung erkannt habe, die das Mikrobiom und seine

Gene auf uns und unsere Gesundheit hätten. Dies rief Lederberg seinen Kollegen im Jahr 2001 zu. Leider war es ihm nicht mehr vergönnt, mitzuerleben, wie recht er mit seiner Forderung an die Wissenschaft hatte, unseren mikrobiotischen Mitbewohnern mehr Beachtung zu schenken – und herauszufinden, was sie alles für uns zu leisten vermögen.

Natürlich hört sich Mikrobiomforschung sehr viel interessanter an als Darmfloraforschung. Aber es ist auch schlichtweg falsch, »Bakterien« und »Flora«, also Pflanzen (Flora = Pflanzenreich!), in einen Topf zu werfen. Denn mittlerweile gilt es als unbestritten, dass Bakterien eine ganz eigene Lebensform bilden.

Und noch auf etwas anderes müssen wir, die Autoren, in diesem Zusammenhang hinweisen: Eigentlich ist der Begriff »Mikrobiom« der Gesamtheit aller uns (und andere Lebewesen) besie-

Info

BEGRIFFSWIRRWARR

Manche Wissenschaftler wehren sich dagegen, »Mikrobiom« und »Mikrobiota« synonym zu verwenden. Sie wollen die Begriffe so verstanden wissen:

- Von der »menschlichen Mikrobiota« sprechen sie, wenn sie die Gesamtheit der uns besiedelnden Mikroorganismen meinen.
- Beim »menschlichen Mikrobiom« geht es um die Gesamtheit aller Gene der uns besiedelnden Mikroorganismen.

Es halten sich jedoch nicht alle daran – auch nicht die Forschergemeinde selbst.

delnden Mikroben vorbehalten. Es wäre also wissenschaftlich korrekter, wenn wir in diesem Buch konsequent von »Darmmikrobiom«, »intestinalem Mikrobiom«, »Darmmikrobiota« oder auch von »gastrointestinaler Mikrobiota« sprechen würden. So wie auch – je nach Wohnstätte der Winzlinge – die Bezeichnungen »Hautmikrobiom« oder »Lungenmikrobiom« exakter wären. Sei's drum: Im Augenblick sind es vor allem der Darm und seine Mikrobenansammlung, die im Zentrum des wissenschaftlichen Interesses stehen. Und das Interesse ist weiterhin ungebrochen: Mikrobiomforscher auf der ganzen Welt wetteifern darum, Puzzlesteinchen für Puzzlesteinchen aufzudecken und diese dann so zusammenzufügen, dass sich ein schlüssiges Bild von all den Tätigkeiten der verschiedenen Akteure des mikrobiellen Lebens im Darm ergibt und davon, wie genau diese Mega-WG mit anderen Einheiten in unserem Körper funktioniert: mit dem Darm selbst und überhaupt mit dem gesamten Verdauungsapparat, aber auch mit dem Immunsystem oder dem Gehirn. Und weil viele von ihnen salopp von »Mikrobiom« sprechen, wenn sie eigentlich die Gemeinschaft der Darmbakterien meinen, schließen wir uns dieser Gepflogenheit der Einfachheit halber gern an.

Bakterien – so klein und doch so groß

»Ohne Bakterien hätten wir einen toten Planeten«, sagt Jack Gilbert. Der britische Mikrobiologe muss es wissen. 2010, als er noch Leiter des Microbiome Center an der University of Chicago war, hat Gilbert gemeinsam mit seinen amerikanischen Kollegen Rob Knight von der University of California in San Diego, Janet Jansson vom Pacific Northwest National Laboratory in Richland

und Rick Stevens von der University of Chicago das ehrgeizige *Earth Microbiome Project (EMP)* auf den Weg gebracht. Das Ziel: möglichst alle Mikroben – und insbesondere die Bakterien – auf unserem Planeten zu erfassen. Inzwischen ist das Werk weitgehend vollbracht: Es gibt die erste Referenzdatenbank mit fast allen Bakterien unserer Erde. Dafür wurden zigtausend Mikroben im Boden, im Meer und in Seen, aber auch in Stuhl- und Hautproben von Mensch und Tier aufgespürt und dann mithilfe von DNA-Analysen katalogisiert.
Das Mammutunternehmen hat schon allein deshalb besondere Beachtung verdient, weil die wissenschaftliche Community mit großem Engagement über alle Grenzen hinweg zusammengearbeitet hat; mehr als 500 Forscher haben sich beteiligt. Und auch wenn es noch Jahre dauern wird, aus den unendlich vielen Geninformationen wiederkehrende Muster und Zusammenhänge zu erkennen, so hat sich schon jetzt bestätigt: Die Artenvielfalt der Bakterienwelt ist noch viel gewaltiger als angenommen. Mehr als 100 000 Arten sind es mindestens. Und die eine oder andere Spezies hat es wohl immer schon gegeben.

An Widerstandsfähigkeit nicht zu überbieten

Man kann sagen: Die Existenz von Bakterien ist die wohl größte Erfolgsstory auf Erden. Seit mindestens 500 Millionen Jahren lassen sie sich durch nichts und niemanden unterkriegen (manche datieren den Beginn der Bakterienära auch auf die Zeit vor etwa 3,8 Milliarden Jahren, als die Erde selbst noch keine Milliarde Jahre alt war). Ein Grund ist, dass Bakterien unfassbar widerstandsfähig sind – egal, ob sie in der Luft, im Wasser, im Boden oder in unserem Darm leben. Es gibt für sie nur wenige Gefährdungen. Eine davon ist das Antibiotikum. Für uns Menschen war es fast 100 Jahre lang die schärfste Waffe im Kampf gegen schwere Infektionskrankheiten – verursacht durch heimtückische Bakterien wie Streptokokken, Meningokokken, Pneumokokken, Listerien oder Legionellen. Leider wird die Waffe immer stumpfer, weil immer mehr Bakterien den Antibiotika zu trotzen wissen und überleben. Das Problem ist so besorgniserregend, dass wir später noch einmal ausführlicher darauf zurückkommen werden.

Ein Völkchen für sich ...

So ähnlich sich Bakterien in vielerlei Hinsicht sind – der Spruch »Kennst du eines, kennst du alle« trifft trotzdem nicht auf sie zu. Denn Bakterien sind ein sehr heterogenes Völkchen. Das zeigt sich schon in ihrem Aussehen: Es gibt runde, stäbchenförmige oder geschraubte, und manch eine Bakterienart ist noch etwas winziger als die andere. Einige benötigen wie wir Menschen Sauerstoff, um Energie herzustellen, das sind die Aerobier. Die Anaerobier fühlen sich dagegen in einer Umgebung ohne Sauerstoff am wohlsten. Und wieder anderen ist es völlig egal, ob sie mit oder ohne Sauerstoff leben; sie werden deshalb fakultative Anaerobier genannt. Allen Bakterien gemeinsam ist jedoch, dass sie zu den effizientesten Selbstversorgern gehören, die es gibt: In ihrer Zelle – sie haben nur diese eine – stellen sie alles her, was sie zum Leben brauchen, und verwerten es dann mit ihrem eigenen Stoffwechsel. Ihr Erbgut liegt frei im Zellsaft; einen Zellkern brauchen sie dafür nicht. Und ihren Fortbestand sichern sie, indem sie ihre Zelle sich selbst teilen lassen.

Von all dem ahnte der niederländische Hobby-Naturforscher Antonie van Leeuwenhoek (1632–1723) noch nichts, als ihm 1683

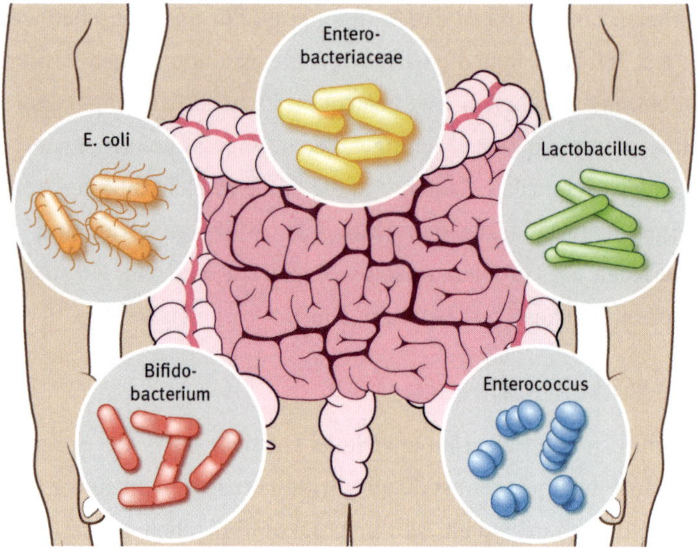

Die abgebildeten Bakterienstämme gehören zu den häufigeren Bewohnern in unserem Dickdarm.

ein erster Blick in die bis dahin unbekannte Welt der Mikroorganismen gelang: Als er gebannt durch sein selbst gebautes Mikroskop schaute, entdeckte er im Abstrich seines Zahnbelags winzige Lebewesen. Weil sie sich so hübsch bewegten, gab er ihnen den anmutigen Namen »animacula«, was so viel bedeutet wie »lebende Tierchen«.

… mit eigenem Forschungsgebiet

200 Jahre später sprach man nicht mehr von »animacula«, sondern von »Bakterien«, abgeleitet vom altgriechischen »bacterion«, was »Stäbchen« bedeutet. Inzwischen standen den Forschern sehr viel bessere Mikroskope und vor allem ganz neue Methoden wie verschiedene Färbetechniken, feste, transparente

Kulturschalen mit den unterschiedlichsten Kulturmedien und Brutschränke zum Anzüchten von Bakterien zur Verfügung. Mit diesen Errungenschaften ließ sich jetzt präzise Typus von Typus unterscheiden: die Tuberkel- von den Diphtheriebazillen, die Typhus- von den Choleraerregern, die Staphylokokken von den Streptokokken und, und, und. Die Gründerväter der modernen Bakteriologie – allen voran der französische Chemiker Louis Pasteur (1822–1895) und der deutsche Arzt Robert Koch (1822–1910) – ließen es jedoch nicht beim Mikrobenkino bewenden. Ihnen ging es um zweierlei: zum einen um den definitiven Beweis, dass Bakterien Krankheiten verursachen, und zum anderen darum, Mittel und Wege zu finden, wie sie den Mikroorganismen so zu Leibe rücken konnten, dass sie für die Menschen nicht länger gefährlich waren.

Von den Ergebnissen ihrer Bemühungen profitieren wir bis heute. So erfand Pasteur für uns zum Beispiel das Pasteurisieren: Wird ein Lebensmittel kurz erhitzt, werden die in ihm enthaltenen Bakterien abgetötet – und das Lebensmittel ist länger haltbar. Und Robert Koch klärte uns darüber auf, dass es in Zeiten einer Epidemie unabdingbar ist, alles gründlich zu desinfizieren, sich immer wieder die Hände zu waschen und, wenn die Cholera wütet (wie 1892 in Hamburg aufs Schlimmste geschehen), auch das Trinkwasser abzukochen, um sich bestmöglich vor einer Ansteckung zu schützen.

Vor allem aber inspirierten die beiden großen Bakteriologen andere Wissenschaftler wie Emil Behring (1854–1917), Paul Ehrlich (1854–1915), Emil Roux (1853–1933) oder Alexandre Yersin (1863–1943) mit ihren grundlegenden Beiträgen zur Infektionslehre dazu, Impfstoffe zu entwickeln. Damit hatten die Ärzte endlich ein sehr effektives Mittel an der Hand, um schlimmen Infektionskrankheiten wie Tollwut, Tetanus oder Diphtherie vorzubeugen.

Die Gifte der Bakterien

Fast nebenbei fanden die Bakteriologen der ersten Stunde außerdem noch heraus, dass nicht nur die Bakterien selbst, sondern auch deren Gifte (Toxine) hochgefährlich für uns werden können. Das Diphtherietoxin, das Clostridientoxin (auf das wir später noch genauer eingehen) oder das *Clostridium-perfringens*-Toxin, das Gasbrand auslöst, sind Ihnen vermutlich weniger ein Begriff. Aber über das Toxin des Bakteriums *Clostridium botulinum* mit dem griffigen Namen Botox (eigentlich Botulinumtoxin) dürften Sie schon einiges gehört und gelesen haben; vielleicht haben Sie es ja auch schon selbst ausprobiert. Botox gilt nämlich als Wundermittel gegen Falten: Es kann den Mimikmuskeln eine Weile die Spannung nehmen und so die darüberliegende Haut sehr effektiv glätten. Außerdem setzen die Mediziner Botulinumtoxin zur Linderung von Migräne, übermäßigem Schwitzen oder eines Tennisarms ein.

Aber: Botulinumtoxin in unverdünnter Form ist auch eines der stärksten Gifte überhaupt; schon die Aufnahme weniger Milliardstel Gramm davon kann tödlich sein. Deshalb ist es ein absolutes Muss, dass bei jeder Anwendung, egal, ob aus medizinischen oder ästhetischen Gründen, ganz genau gerechnet und gespritzt wird. Und weil Botulinumtoxin auch in luftdicht verschlossenen Konserven vorkommen und dann eine massive Lebensmittelvergiftung auslösen kann, sollten Sie selbst eingekochte Konserven grundsätzlich über 100 °C abkochen.

SPURENLESEN IM GENOM

Sie haben die Augenfarbe Ihrer Mutter? Das markante Kinn Ihres Großvaters? Sie leiden, wie Ihre Großmutter, an Diabetes? Sie würden von sich sagen, dass Sie eher ein introvertierter Typ sind – genauso wie Ihr Vater? Ob auch unsere Persönlichkeit im Wesentlichen erblich bedingt ist oder ob sie doch eher durch Umweltfaktoren geprägt wird, beschäftigt Genetiker und Verhaltensforscher schon seit Jahren – bislang ohne eindeutiges Ergebnis. Aber was unser Aussehen und unseren Stoffwechsel betrifft, sind sich die Forscher sicher: Es sind die Gene (Erbanlagen, Gesamtheit aller Erbanlagen = Genom), die wir von unseren Eltern vererbt bekommen haben, die die Richtung vorgeben. Auch dass nicht wenige Krankheiten gehäuft in einer Familie auftreten, hat mit den Erbanlagen zu tun, die von einer Generation zur nächsten weitergegeben werden. An der Entstehung von Typ-2-Diabetes, eine der häufigsten Stoffwechselerkrankungen, die den Weg bereitet für Herz-Kreislauf-Erkrankungen, Nieren-, Nerven- und / oder Augenschäden, sind zum Beispiel weit über 100 Gene beteiligt, wie Forscher am Helmholtz Zentrum München herausgefunden haben. Das heißt zwar noch lange nicht, dass man einen Diabetes bekommen muss, wenn ein Familienmitglied bereits daran erkrankt ist. Aber die Gefahr besteht und potenziert sich um ein Vielfaches, wenn man sich auch noch zu wenig bewegt und falsch ernährt. Dann kann die Glukose, die der Darm aus den Kohlenhydraten einer verzehrten Mahlzeit fertigt, irgendwann von den Zellen des Körpers nicht mehr richtig aufgenommen werden – das Blut überzuckert. Wird die Erhöhung des Blutzuckerspiegels messbar, lautet die Diagnose »Diabetes«.

Die Gene ...

Die Erforschung von Genen ist eines *der* zentralen Anliegen unserer Zeit. Zunächst ging es darum, die DNA (Träger der Erbinformation) von uns Menschen so lesbar zu machen wie ein Wörterbuch. Die Mutter aller systematischen Genomanalysen ist das *Humangenomprojekt* (*Human Genome Project*, HGP), das 1990 ins Leben gerufen wurde. Für dieses spektakuläre Vorhaben wurde sogar eine eigene Organisation gegründet: die Human-Genom-Organisation (HUGO). Dreizehn Jahre lang arbeiteten die Forscher von zwanzig Forschungszentren aus sechs Ländern (darunter auch Deutschland) daran, Chromosomen zu sequenzieren und Gene zu identifizieren. Im April 2003 wurde das *Humangenomprojekt* offiziell für beendet erklärt – es war den Forschern nach einigen Rückschlägen tatsächlich gelungen, das menschliche Genom vollständig zu entschlüsseln.
Der Anfang war gemacht, doch nun wollte man ins Detail gehen. Dazu müssen Sie wissen: Wir Menschen sind zu 99 Prozent genetisch identisch. Aber es gibt Abschnitte auf der DNA, die sind (von eineiigen Zwillingen abgesehen) bei keinem von uns gleich – und dieses eine Prozent macht den individuellen Unterschied zwischen uns Menschen aus.

... und ihre vielfältigen Varianten

Möglichst vielen dieser genetischen Varianten oder Varietäten auf die Spur zu kommen und sie für die Fachwelt zu katalogisieren – dieser gewaltigen Aufgabe hat sich das *1 000 Genom Projekt* (Start: 2008, Ende: 2015) gestellt. Hierfür analysierte eine internationale Forschergruppe das Erbgut von über 2 500 Personen aus unterschiedlichen Bevölkerungsgruppen (darunter Italiener, Massai aus Kenia, Finnen, Tamilen aus Sri Lanka, Han-Chinesen, Brasilianer, Japaner und Yoruba aus Nigeria). Heraus kam eine gigantische Datenbank mit mehr als 88 Millionen genetischen Varianten. Sie steht den Wissenschaftlern via Internet zur Verfügung und wird nun ihrerseits als Grundlage für Forschungszwecke genutzt. Ziel ist es, aus der riesigen Datenmenge die genetischen Varianten zu ermitteln, die erklären, weshalb einige Menschen eher an Krankheiten wie Krebs oder der koronaren Herzkrankheit erkranken als andere. Denn inzwischen ist klar: Es ist eher selten, dass nur ein einziges (fehlerhaftes) Gen zum Auslöser für eine Erkrankung wird. So wie die angeborenen Mutationen im BRCA1- oder BRCA2-Gen, die das Risiko für die Entstehung von Brustkrebs und Eierstockkrebs stark erhöhen. Hiervon könnten Sie durch die Presseberichte über die US-Schauspielerin Angelina Jolie erfahren haben, die sich als Trägerin einer Mutation des BRCA1-Gens vorsorglich ihre beiden Brüste abnehmen ließ. Es sind vielmehr die Abweichungen mehrerer Gene beziehungsweise ganzer Genregionen, die für eine bestimmte Erkrankung anfällig machen.

Einfache Vorgehensweise

Die Vorgehensweise ist relativ simpel: Man vergleicht das Erbgut von erkrankten mit dem von gesunden Personen mithilfe von DNA-Chips (siehe Seite 218). Lässt sich bei kranken Personen eine Variante auffällig oft nachweisen, hat man eine heiße Spur entdeckt. Solche genetischen Analysen (auch *genomweite Assoziationsstudien*, kurz *GWAS* genannt) werden derzeit auf der ganzen Welt durchgeführt, um bei den unterschiedlichsten Erkrankungen die jeweilige erbliche Komponente ausfindig zu machen. Bei einigen Krankheiten ist man schon ziemlich weit gekommen. So hat man zum Beispiel bei der genetischen Analyse von Migräne 14 auffällige Genregionen gefunden, bei der koronaren Herzkrankheit sind es sogar um die 50 Genorte. Auch bei Tumorerkrankungen spielt das Erbgut eine wichtige Rolle, über 400 Gene tragen zur Entstehung einer Krebserkrankung bei. Der Sinn und Zweck des Ganzen: Eines Tages soll es möglich sein, jedem Patienten eine zielgerichtete Therapie anbieten zu können, die am besten zu seinem individuellen genetischen Krankheitsprofil passt. Dieser völlig neue Ansatz ist derzeit als »personalisierte Medizin« in aller Munde. Am weitesten fortgeschritten sind die Anwendungen der personalisierten Medizin in der Krebstherapie: bei der Behandlung von Brust- und Hautkrebs, aber auch bei der Therapie von Leukämie oder Lungenkrebs.

Das Human Microbiome Project

Wie viele Gene haben eigentlich unsere Mikroben? Haben sie am Ende mehr als wir? Und: Kann es sein, dass sie Einfluss auf unsere Gesundheit nehmen? Dass die Genausstattung unserer winzigen Mitbewohner unseren eigenen Genen zahlenmäßig überlegen sein könnte, war gar nicht mehr so abwegig. Denn die Entschlüsselung unseres Erbguts durch das *Humangenomprojekt* hatte überraschend ergeben, dass es nicht, wie erwartet, aus mindestens 100 000 Genen, sondern aus höchstens 26 000 Genen besteht. Das sind gerade einmal doppelt so viele Gene, wie Fruchtfliegen, und kaum mehr, als Mäuse haben – für den einen oder anderen ein Schock, der weltweit für Schlagzeilen sorgte. (Inzwischen hat sich die Fachwelt wieder beruhigt, weil man heute unter anderem weiß, dass nicht die Anzahl der Gene den entscheidenden Unterschied zwischen uns und den anderen Lebewesen ausmacht, sondern dass zur Größe des Genoms neben den Genen auch die nicht-kodierten Bereiche gehören.)

Dieses Mal war es die amerikanische Gesundheitsbehörde National Institute of Health (NIH), die sich der Sache annahm und dafür 2007 das *Human Microbiome Project* auf den Weg brachte: Es galt, den ultimativen Atlas unserer mikrobiellen Untermieter zu erstellen – und so den Grundstein für die Mikrobiomanalyse zu legen. Hierfür wurden 5000 Menschen aus Mund, Nase, Vagina und von der Stirn Abstriche entnommen und Stuhlproben wurden eingesammelt, um dann alles akribisch zu analysieren. Das erstaunliche Ergebnis:

- Die Mikroben verfügen über eine riesige Gensammlung.
- Und diese Gensammlung übertrifft die Anzahl unserer Gene um ein Vielfaches. Mehr als 20 Millionen verschiedene Gene wurden gezählt.

Außerdem bestätigte sich, was die Wissenschaftler bereits vermutet hatten: dass nämlich fast alle erfassten Gene nicht den Viren oder Pilzen, sondern den Bakterien zuzuordnen sind. Und jede Bakterienspezies ist mit einem unterschiedlichen Satz an Genen ausgestattet – klar, dass die Anzahl der Mikrobengene die der Menschengene um ein Vielfaches übersteigt.

Einige Bakterien sitzen sogar in der Lunge, einem Bereich, den man bis dahin für keimfrei gehalten hatte. Man war darauf gekommen, weil man auch im Bronchialsekret Bakterien gefunden hatte. Aber der Ort, der nun ins absolute Zentrum des Forscherinteresses rückte, war der Darm – und mit ihm seine einzigartige Bakteriengemeinschaft.

Wie die Mikrobiomforschung ins Rollen kam

Wenn man früher Genaueres über Bakterien wissen wollte, musste man sie erst einmal im Labor kultivieren. Das kostete Zeit, nicht selten sogar einige Tage, und das Ergebnis war immer unvollständig. Es lassen sich nämlich nur wenige Bakterienarten in der Kulturschale anzüchten. Das gilt auch und gerade für unsere Darmbakterien. Die meisten von ihnen sind Anaerobier. Das heißt, schon der allererste Kontakt mit dem Sauerstoff in der Luft ist tödlich für sie – noch ehe sie überhaupt in die Kulturschale gesetzt werden können. Die Folge: Ein Großteil der Mikrobenwelt blieb lange Zeit im Verborgenen.

Das hat sich grundlegend geändert. Denn die Forscher nähern sich den Bakterien heute gewissermaßen über einen indirekten Weg. Und wirklich kann dank dieses Kniffs mittlerweile praktisch jedes noch so versteckte Bakterium aufgespürt werden. Hierfür war allerdings die Entwicklung von neuen molekularbiologischen Verfahren notwendig. Damit kann ein Bakterium nun anhand seines ihm eigenen unverwechselbaren Erbguts identifiziert werden. Denn nicht nur der DNA-Code von uns Menschen, sondern auch der von Bakterien kann entziffert werden – wie überhaupt jede beliebige Probe (des Bodens, des Meerwassers, des Munds, des Stuhls …) heute auf die in diesem Lebensraum enthaltene Erbsubstanz untersucht werden kann. Es gibt dafür sogar ein eigenes Forschungsgebiet. Es heißt Metagenomik und die von ihr angewandte Methode nennt sich Sequenzierung: Hochleistungsgeräte erfassen automatisiert die Abfolge der Bausteine auf der DNA.

Seit den Anfängen der Sequenzierung (der britische Biochemiker Frederick Sanger, der das Verfahren 1975 entwickelte, hat dafür den Nobelpreis bekommen) hat sich enorm viel getan. Würde man zum Beispiel das *Humangenomprojekt* mit den Hochdurchsatzanalysen des Next Generation Sequencing noch einmal durchführen, würde man keine dreizehn Jahre mehr für die Sequenzierung unseres Erbguts benötigen, sondern nur noch ein bis zwei Tage – und das für den Bruchteil der Kosten von damals. Und sicherlich wäre auch niemand auf die recht verwegene Idee gekommen, ein Großprojekt wie das *Earth Microbiome Project* zu initiieren, gäbe es die Sequenzierung nicht.

Ein kleines Problem gibt es allerdings: Was machen wir nur mit den unfassbar vielen Daten, die uns die modernen Sequenzmethoden bereits geliefert haben und noch liefern werden? Sie alle zu einem schlüssigen Gen-Puzzle zusammenzufügen, ist die Herausforderung der Stunde – und sie ist so gewaltig, dass sie vermutlich auch noch die nächsten Forschergenerationen intensiv beschäftigen wird.

Für unser Thema ist jedoch vor allem wichtig, dass wir dank der innovativen Technologie und ihrem Einsatz bei inzwischen zig nationalen und internationalen Analysen nun dreierlei wissen:

- Die Bakterienvielfalt ist viel, viel komplexer als gedacht. Immer wieder muss die Anzahl der Bakterienarten nach oben korrigiert werden.
- Zu uns Menschen gehören nicht nur unser (zell)eigenes Genom, sondern auch die unfassbar vielen Genome unserer mikrobiellen Mitbewohner.
- Die Bakterien sind nicht nur Keime, die Krankheiten verursachen, sondern die überwältigende Mehrheit unserer winzi-

gen Untermieter sind harmlos und teilweise sogar äußerst nützlich für uns – auch wenn wir wohl niemals erfahren werden, wie die einzelnen Mikroben aussehen, denn wir kennen ja nur Teile ihrer Erbsubstanz.

Forschen am »Maus-Modell«

Es gibt Fragen, die lassen sich nicht allein mithilfe von Genanalysen oder in einer Kulturschale klären. Wenn die Mikrobiologen neue Ergebnisse ihrer Grundlagenforschung verkünden, wird deshalb oft noch ein »Maus-Modell« hinzugefügt. Erst die Maus, dann der Mensch – tatsächlich stammen viele Erkenntnisse über den bakteriellen Mikrokosmos in unserem Darm von Experimenten mit eigens gezüchteten Labormäusen. Eine beliebte Methode: den Mäusedarm gezielt mit bestimmten Bakterienarten zu besiedeln und dann zu schauen, was passiert: Hat das Auswirkungen auf die Verdauung? Ändert die Maus ihr Essverhalten? Wie reagiert ihr Immunsystem? Wird die Maus schneller krank? Oder ist sie nun widerstandsfähiger? Wird sie dicker? Wird sie dünner? Müder? Aktiver? Ängstlicher? Mutiger? Entwickelt sich überhaupt ein funktionierendes Mikrobiom? Für derlei Untersuchungen müssen die Mäuse komplett keimfrei sein. Das heißt, sie haben nicht ein einziges Bakterium in ihrem Darm sitzen, weil sie unter sterilen Bedingungen geboren wurden und in klinisch reinen Käfigen leben – fernab von jeglichen mikrobiellen Störfaktoren, die das Ergebnis verfälschen oder sogar unmöglich machen könnten. Auf diese Weise hat die Wissenschaft in den letzten Jahren viele wertvolle Hinweise erhalten: Wie sich ein Mikrobiom im Darm entwickelt, wie es in etwa funktioniert (oder funktionieren könnte) und wie es vermutlich mit anderen

Systemen im Körper interagiert. Inzwischen weiß man auch einiges über die Rolle der einen oder anderen Bakterienart – etwa was passiert, wenn bestimmte Darmbakterien fehlen, oder auch, wofür bestimmte Bakterien im Darm zuständig sind. Dabei sind die Forscher nicht zuletzt dank der vielen Mausversuche zu dem Schluss gekommen, dass man dem Darmmikrobiom am ehesten gerecht wird, wenn man es als ein Organ im Organ versteht: Seine genetische Vielfalt, seine enormen Stoffwechselkapazitäten und seine zahlreichen Aktivitäten als Netzwerker, durch die es mit den anderen Organen eng verbunden ist, machen unser Darmvolk vermutlich sogar zum Dreh- und Angelpunkt im System Körper.

Einige Problemfelder gibt es. So hat sich zum Beispiel gezeigt, dass längst nicht immer alles glatt geht, wenn die keimfreien Mäuse nicht mit den Darmbakterien anderer Mäuse, sondern mit denen von uns Menschen angeimpft werden. Normalerweise ist der Weg von Maus zu Maus der bessere, weil die Unterschiede zwischen dem Darmmikrobiom von Maus und Mensch für viele Fragestellungen schlichtweg zu groß sind. Tatsächlich können Labormäuse mit einem menschlichen Mikrobiom in ihrem Darm ziemlich seltsam werden. Ihre Entwicklung ist oft verzögert oder die Schlagkraft ihres Immunsystems ist eingeschränkt. Ein Grund könnte sein, dass die an Menschenzellen gewöhnten Bakterien jetzt auf Mäusezellen treffen – und das passt dann einfach nicht mehr richtig. Schon allein deshalb ist bei Interpretationen, die auf 1:1-Übertragungen von der Maus auf den Menschen beruhen, grundsätzlich Vorsicht geboten (das gilt letztlich für jede Form von Tierversuchen). Wenn dann die aus einem Maus-Modell gewonnenen Ergebnisse eines Experiments als »bahnbrechend«

oder sogar »wegbereitend« für die Entwicklung künftiger Therapien der Humanmedizin angekündigt werden, sollte man dem Ganzen mit einer gesunden Portion Skepsis begegnen – insbesondere, wenn eine sorgfältige Überprüfung am Menschen noch aussteht. Gleichwohl haben uns die Studien an den Labormäusen ein gutes Stück weitergebracht. Ohne sie würden wir zum Beispiel nicht wissen, dass die Zusammensetzung der Darmbakterien wesentlich mitbestimmt, ob man dick oder schlank ist. Hierfür übertrug man jedoch nicht Darmbakterien von Menschen, sondern die von dicken und dünnen Mäusen auf ihre keimfreien Kollegen. Das Ergebnis konnte klarer nicht sein: Die Mäuse, die Bakterien der dicken Tiere angeimpft bekommen hatten, legten bei gleicher Fütterung mehr an Körperfett zu als die Mäuse, die die Bakterien der dünnen Mäuse erhalten hatten.

Der Darm – ein Superorgan

Wer sich heute mit dem Darm beschäftigt, hat meist vor allem seine Bewohner im Blick – die Darmbakteriengemeinschaft. Wie ungerecht. Denn der Darm selbst leistet jeden Tag so unglaublich viel, dass er es auch ohne sein Mikrobiom verdient, als »Superorgan« bezeichnet zu werden. Schon seine Größe ist bemerkenswert: Als etwa sechs bis sieben Meter langer Muskelschlauch schlängelt er sich vom Magenausgang bis zum After. Damit er überhaupt in den Bauchraum passt, verläuft er in komplex gewundenen Wegen. Wäre seine Innenseite glatt, würde die Oberfläche des Darms ungefähr einen Quadratmeter ergeben. Das ist recht beachtlich. Doch für den Nahrungsbrei, der ihn täglich passieren muss – und der ja dann auch noch akribisch bearbeitet wird –, wäre das trotzdem zu klein. Deshalb sind die Innenwand und die Darmschleimhaut mit Falten und Fältchen, blattförmigen Zotten (die vor allem den Dünndarm zieren) und sehr dicht stehenden kleinen Gruben versehen (diese Krypten sind vornehmlich im Dickdarm zu finden), was die Kontaktfläche mit der Nahrung um ein Vielfaches vergrößert.

Dass der Darm, wie oft zu lesen ist, dabei auf die Größe eines Einfamilienhauses kommt, wenn man ihn glattziehen könnte, scheint allerdings nicht zu stimmen. Eher muss man sich wohl ein Ein-Zimmer-Apartment vorstellen. Zumindest meinen das Forscher aus Schweden, die sich 2014 die Mühe gemacht haben, die lange gültige Größenordnung zu überprüfen. Ihr Ergebnis: Die Oberfläche beträgt höchstens 40 Quadratmeter, wenn sie aufgefaltet ist – und nicht 500 Quadratmeter. Das ist immer noch deutlich größer als die Außenseite der Haut, die auf etwa zwei Quadratmeter kommt – jedoch kleiner als die Oberfläche der Lunge (ihr sagt man nach, dass ihre 300 Millionen Lungenbläschen eine respiratorische Oberfläche von etwa 100 Quadratmetern ergeben). Warum überhaupt der Vergleich mit Haut und Lunge? Weil sie – wie der Darm – zu den wenigen Organen gehören, die in direkter Verbindung mit der Außenwelt stehen.

Dort, wo verdaut wird ...

Von außen sieht der Darm merkwürdig proportioniert aus. Oben ist er deutlich dünner als unten; deshalb wird er in Dünndarm und Dickdarm unterteilt. Dabei macht der Dünndarm, der als Zwölffingerdarm (Duodenum) direkt am Magenausgang beginnt und sich dann als Leerdarm (Jejunum) und Krummdarm (Ileum) fortsetzt, mit seinen drei bis vier Metern den längsten Teil der

Strecke in Richtung Ausgang – dem After – aus. Das macht Sinn, denn in diesem Stück findet die entscheidende Phase der Verdauung statt: Dem Nahrungsbrei wird zum einen Wasser entzogen und zum anderen wird er in seine für den Organismus lebenswichtigen Bestandteile zerlegt. Das heißt grob gesagt: Hier zerschnipseln unsere Verdauungsenzyme den Apfel, das Steak, den Gurkensalat, das Käsebrot, das Stück Kirschkuchen oder was Sie sonst gerne essen, in winzig kleine Zuckermoleküle, Aminosäuren, Fettsäuren, Vitamine und Mineralstoffe. Später werden diese Schnipsel aus dem Darm dem Blutstrom übergeben (resorbiert), damit sie nun überall dorthin gelangen, wo sie im Körper benötigt werden. »Benötigt werden« kann zum Beispiel bedeuten, dass sie schleunigst in Energie umgewandelt werden müssen oder dass sie an der Erneuerung von Zellen mitwirken, indem sie in ihre Strukturen eingebaut werden.

... und wo geformt und hinausbefördert wird

Was der Dünndarm nicht verwerten kann, überlässt er dem Dickdarm. Den Übergang von Dünn nach Dick markieren zwei Schleimhautfalten (Bauhin-Klappe oder Ileozäkalklappe), die sicherstellen sollen, dass nichts vom Dickdarm wieder zurück in den Dünndarm fließen kann. Der Dickdarm selbst windet sich um den Dünndarm herum wie ein Rahmen. Mit seinen eineinhalb Metern ist er zwar deutlich kürzer als der Dünndarm (und mit seinen fünf bis acht Zentimetern Durchmesser deutlich dicker), aber er ist der Ort, wo der Verdauungsprozess sein natürliches Ende findet. Ein letztes Mal wird der Speisebrei bearbeitet: Es werden ihm Salze und das restliche Wasser entzogen, und es wird ihm ordentlich Schleim beigemengt. Das Ergebnis ist ein

gleitfähiger, gut geformter Stuhl, der nun weiter zum Endstück des Darms (Mastdarm) transportiert wird, wo er so lange gespeichert wird, bis die Zeit kommt, um über den Ausgang nach draußen befördert zu werden.
Ein mittelbrauner, wohlgeformter Stuhl, der regelmäßig und problemlos unseren Körper verlässt – das ist der Idealzustand. Leider ist das hierzulande eher die Ausnahme als die Regel (und in den meisten anderen westlichen Industrienationen auch). Beispielsweise gelangen bei Menschen, deren Dünndarm bestimmte Zucker, allen voran Milchzucker (Laktose) oder Fruchtzucker (Fruktose), nicht richtig verdauen kann, größere Mengen davon in den Dickdarm. Hier wird der Milch- oder Fruchtzucker nun von den Dickdarmbakterien verarbeitet – was nicht gut ist, weil dabei unter anderem viel Kohlendioxid und eine Menge an kurzkettigen Fettsäuren anfallen. Die Folgen: Die Betroffenen leiden unter Bauchschmerzen und starken Blähungen (Kohlendioxid!) und außerdem müssen sie oft mehrmals täglich die Toilette aufsuchen. Von einer erkennbaren Form des Stuhls kann keine Rede sein: Der Stuhl ist breiig oder gar wässrig (kurzkettige Fettsäuren!) und zudem oft übel riechend.
Ein anderes Szenario: Mit der Stuhlentleerung klappt es nur einmal in der Woche. Dazwischen wird man vom unangenehmen Gefühl beherrscht: Ich muss eigentlich, aber ich kann nicht. Die seltene Frequenz, die harte, klumpige Beschaffenheit des Stuhls, der oft nur durch anstrengendes Pressen hinausfluppt – das sind die klassischen Begleiterscheinungen einer Verstopfung, Mediziner sprechen von einer Obstipation.
Aber es gibt auch Menschen, die sich in Sicherheit wähnen: Weil sie jeden Tag Stuhlgang haben, glauben sie, dass mit ihrer Ver-

Info

DIE BRISTOL STOOL CHART

Die Tabelle gibt die Möglichkeiten der Stuhlvarianten an. Die sieben Stuhlformen beziehungsweise Arten der Stuhlkonsistenz sind anschaulich beschrieben (Bilder dazu gibt es im Internet):

› Typ 1: Einzelne, feste Kügelchen, sie haben die Größe von Nüssen (schwer auszuscheiden).

› Typ 2: Wurstartig, aber klumpig.

› Typ 3: Wurstartig mit rissiger Oberfläche = nahezu optimales Wasser-Feststoff-Verhältnis.

› Typ 4: Wurstartig mit glatter Oberfläche = optimales Wasser-Feststoff-Verhältnis.

› Typ 5: Einzelne weiche, glattrandige Klümpchen (leicht auszuscheiden).

› Typ 6: Einzelne weiche Klümpchen mit unregelmäßigem Rand, ansonsten breiig.

› Typ 7: Wässrig, ohne feste Bestandteile.

Zu welchem Typ Sie gehören, kann darauf hinweisen, wie schnell oder langsam unverdauliche Nahrungsbestandteile von Ihrem Darm transportiert werden. Dabei nimmt die Zeit der Darmpassage von Typ 1 (bis zu 100 Stunden) zu Typ 7 (etwa 10 Stunden) kontinuierlich ab. Dementsprechend weisen die Typen 1 und 2 auf eine Verstopfung hin, die Typen 5 bis 7 auf Durchfall. Die Typen 3 und 4 gelten als »Idealstuhl«: Gehören Sie zu einem dieser Typen, können Sie davon ausgehen, dass die Verdauungszeit in Ordnung ist. Sollten Sie jedoch unsicher sein oder Ihren Stuhl definitiv einem der anderen Typen zuordnen, wäre es gut, in absehbarer Zeit mal mit einem Arzt darüber zu sprechen.

dauung alles in Ordnung ist. Das muss nicht unbedingt stimmen, insbesondere wenn die Konsistenz und / oder Geruch und Farbe des Stuhls zu denken geben.
Wer nun ins Überlegen kommt, kann einen Blick auf die »Bristol Stool Chart« werfen (siehe Info Seite 34).

Darmbakterien als Verdauungshelfer

Lange Zeit dachten wir, dass die Bakterien in unserem Darm nahezu ausschließlich dafür da sind, unser Essen zu zerlegen, den Darm für einen zügigen Stuhltransport auf Trab zu bringen und ein paar Vitamine für uns herzustellen. Was für eine Fehleinschätzung! Sie sind uns Menschen als Verdauungshelfer zu Diensten. Doch das wissen wir erst seit Kurzem. Prinzipiell stimmt es natürlich: Unsere Bakteriengemeinschaft im Darm unterstützt uns bei der Verdauung, wo sie nur kann. Dafür bieten wir ihr einen behaglichen Wohnort in einem feucht-warmen Milieu mit nur ganz wenig Sauerstoff – die perfekte Symbiose eben. Tatsächlich gibt es sehr viele Nährstoffe, die nur von Mikroben abgebaut werden können – unserem Körper fehlen für den Abbau schlichtweg die nötigen Enzyme. Und so ginge uns ohne unsere Darmbewohner einiges von unserer Nahrung als nicht verwertbar verloren. Viele Darmbakterien sind nämlich Experten für Ballaststoffe. Das sind die komplexen pflanzlichen Kohlenhydrate, mit denen die Verdauungsenzyme nichts anfangen können und die sie deshalb als unverdaulich in Richtung Dickdarm passieren lassen. Dort werden sie bereits erwartet. Das Bakterienvolk des Dickdarms kann zwar nicht alle, aber doch einen Großteil der Ballaststoffe mithilfe eigens dafür produzierter Enzyme so bearbeiten (vor allem die »löslichen«, die große Mengen Wasser binden können), dass der Darm am Ende wichtige Substanzen in Form von Gasen und kurzkettigen Fettsäuren erhält, allen voran Essigsäure, Propionsäure und Buttersäure. Diese Stoffe können nun ihrerseits Gutes tun, etwa indem sie die Darmbewegungen (Peristaltik) und die Durchblutung der Darmwand anregen oder indem sie die Aktivität von Entgiftungsenzymen steigern und so zum Beispiel die Leber entlasten oder der Entartung von Darm-

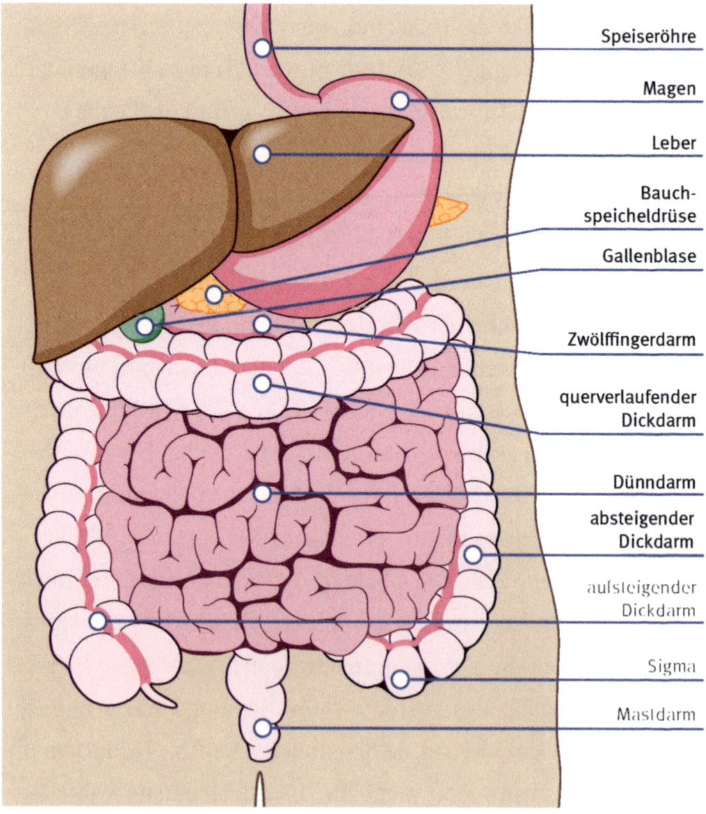

Übersicht über die an der Verdauung der Nahrung beteiligten Organe – nicht nur Dünn- und Dickdarm spielen eine Rolle.

zellen entgegenwirken. Die Darmzellen nutzen die kurzkettigen Fettsäuren zur Energiegewinnung – und das in großem Stil: Tatsächlich liefert unser Darmmikrobiom auf diese Weise rund zehn Prozent unseres täglichen Energiebedarfs.

Dem Salz der Buttersäure, dem Butyrat, wird in den letzten Jahren ganz besonders große Beachtung geschenkt – seit Forscher nachgewiesen haben, dass es nicht nur die Abwehrkräfte des Darms steuert, sondern auch direkt bei einer Reihe von Stoffwechselprozessen im Körper mitmischt (siehe Seite 205). Einige Bakterien haben sogar die Herstellung von Vitaminen in ihrem Repertoire, etwa von Vitamin K, das wir unter anderem für die Blutgerinnung benötigen, oder von dem an etlichen Stoffwechselvorgängen beteiligten Vitamin B_{12}. Die bakterielle Herstellung findet im Dickdarm statt, doch davon profitiert der Körper nur wenig. Da Vitamin B_{12} nur über den Dünndarm aufgenommen wird, ist es besser, Vitamin-B_{12}-reiche Lebensmittel wie tierische Nahrungsmittel oder Milchprodukte zu essen. Hinzu kommen Bakterien, die in der Lage sind, in der Darmschleimhaut Krankheitserreger direkt zu zerstören. Und dann gibt es Bakterien, die Stoffe entschärfen können, die uns nicht guttun. Ein solches Helferlein ist zum Beispiel das Bakterium *Oxalobacter formigenes*, das besonders in Menschen mit Neigung zu Nierensteinen, die in 85 Prozent der Fälle aus dem Kalziumsalz der Oxalsäure bestehen, wertvolle Dienste leistet: Da es sich überwiegend von Kalziumoxalat ernährt, wirkt es der Entstehung von Nierensteinen sehr effektiv entgegen. (Auch Laktobazillen können Oxalat abbauen, aber das fällt kaum ins Gewicht, da sie nicht davon leben.)

Auf den nächsten beiden Seiten lernen Sie eine Auswahl weiterer bereits bekannter Darmbakterien kennen.

Info

DIE BEKANNTESTEN DARMBAKTERIEN

***Bacteroidetes*-Gruppe**

› *Bacteroides*-Arten wie *Bacteroides fragilis*, *Bacteroides thetaiotamicron*, *Bacteroides ruminicola*; 29 Arten sind bekannt. *Bacteroides* leben streng anaerob und gehören zu den protektiven Keimen (Seite 216), außerdem produzieren sie Butyrat (siehe Seite 37) und sind damit wichtig für eine gesunde Darmschleimhaut.

› *Prevotella*-Enterotypen (siehe Seite 80)

***Firmicutes*-Gruppe**

› Laktobazillen (Milchsäurebakterien) wie *Lactobacillus acidophilus*, *Lactobacillus salivarius*, *Lactobacillus ruminis*, *Lactobacillus reuteri* oder *Lactobacillus rhamnosus* begleiten uns von Geburt an und bleiben unverzichtbar: für die Funktion der Darmschleimhaut ebenso wie für ein wehrhaftes Immunsystem. Sie produzieren wichtige Substanzen wie kurzkettige Fettsäuren (allen voran Milchsäure), bakterienabtötende Stoffe und sehr wahrscheinlich auch Nervenbotenstoffe.

› *Ruminococcus* (siehe Seite 81) wie *Ruminococcus bromii* bauen unter anderem Ballaststoffe ab.

› Clostridien, zum Beispiel *Clostridioides difficile* (siehe Seite 88)

› *Coprococcus* produziert nicht nur Butyrat, sondern wohl auch Substanzen, die dem Bau von Nervenbotenstoffen wie Dopamin dienen. Damit nimmt *Coprococcus* vermutlich auch auf das Gehirn Einfluss und könnte so zum Beispiel vor Depressionen schützen.

Actinobakterien-Gruppe

❯ Bifidobakterien wie *Bifidobacterium longum*, *Bifidobacterium infantis* oder *Bifidobacterium adolescentis* begleiten uns schon von Geburt an und halten schädliche Darmkeime fern. Sie senken den pH-Wert im Darm, indem sie Zucker zu Milch- und Essigsäure verstoffwechseln.

Enterokokken-Gruppe (gehörte früher zu den Streptokokken)

❯ Enterokokken wie *Enterococcus faecalis* und *Enterococcus faecium* produzieren Milchsäure und stärken so die Darmfunktion. In anderen Bereichen des Körpers können sie Infektionen auslösen.

Proteobakterien-Gruppe

❯ Enterobakterien wie *Escherichia coli* machen etwa ein Prozent des Darmmikrobioms aus. Sie schützen vor Krankheitserregern, stabilisieren das Darmmilieu oder produzieren Vitamin K. In anderen Organen (etwa im Harntrakt) lösen sie Infektionen aus.

❯ *Proteus mirabilis* und *Proteus vulgaris* leben angepasst im Dickdarm, aber auch sie sind potenziell krankmachende Bakterien, die zum Beispiel bei einer Immunschwäche in anderen Organen Schaden anrichten können.

❯ *Salmonella typhimurium* löst eine Darmentzündung aus.

Fusobakterien-Gruppe

❯ *Fusobacterium nucleatum* – sind zu viele von ihnen in der Darmschleimhaut vorhanden, besteht ein erhöhtes Darmkrebsrisiko.

Dünn und Dick verdauen Hand in Hand

Bei der Verdauung herrscht Arbeitsteilung: Im Dünndarm halten die Verdauungsenzyme das Zepter in der Hand, im Dickdarm obliegt es den Bakterien, der fast schon beendeten Verdauung den letzten Schliff zu verleihen. Dementsprechend ist die mit Abstand höchste Bakteriendichte im Dickdarm zu finden – vermutlich gibt es hier mindestens zehn Billionen Kleinstlebewesen. Wer hier alles lebt, wird ab Seite 38 ausführlicher erläutert. Ganz frei von Bakterien ist aber auch der Dünndarm nicht. Doch es sind zumeist andere Arten als die, die im Dickdarm zu Hause sind, allen voran die verschiedenen Gruppen der Laktobazillen, die Zucker zu Milchsäure abbauen und überhaupt aus Kohlenhydraten viel Energie gewinnen können (siehe Seite 38).

Die Bakterienverteilung im dünnen und dicken Abschnitt wird vom Darm streng kontrolliert. Gelangen durch irgendwelche Umstände (siehe unten) doch einmal Dickdarmbakterien in großer Zahl in den Dünndarm, machen sich die Eindringlinge über die Nährstoffe aus dem Nahrungsbrei her und schnappen sie unserem Organismus vor der Nase weg. Die Bakterien, die Gas bilden, während sie die Nährstoffe aufschließen, sorgen zudem dafür, dass sich im Dünndarm, der normalerweise kaum Darmgase kennt, plötzlich große Mengen davon befinden, was nicht nur Blähungen, sondern auch krampfartige Schmerzen verursacht. Über das Krankheitsbild, SIBO genannt, weiß man immer noch recht wenig. Die Abkürzung steht für »Small Intestinal Bacterial Overgrowth« (= bakterielle Dünndarm-Fehlbesiedlung). Mögliche Ursachen können zum Beispiel ein Kurzdarmsyndrom infolge eines mehrfach operierten Dünndarms, ein Defekt der Bauhin-Klappe oder Divertikel (Ausstülpungen der Darmwand) sein. Außerdem zeigen Studien, dass Reizdarmpatienten häufiger betroffen sind; manchmal ist aber auch kein Grund erkennbar. Eine häufige Folge von SIBO sind neben krampfartigen Bauchschmerzen und Blähungen Mangelerscheinungen wie ein ausgeprägtes Nährstoffdefizit, Blutarmut und Gewichtsverlust. Aber auch Durchfälle und sogar Gelenkschmerzen sind möglich. Nachweisbar ist SIBO über einen einfachen Atemtest, für den man nur eine Zuckerlösung trinken muss, die ausschließlich Glukose in hoher Dosierung enthält. Ist in der Ausatemluft die Wasserstoffkonzentration (H_2) erhöht, zeigt das, dass die Glukose durch Bakterien verstoffwechselt wurde, die sich fälschlicherweise im Dünndarm angesiedelt haben. Manchmal hilft eine spezielle Antibiotikatherapie oder ein operativer Eingriff. Oder man versucht, die Dickdarmbakterien auszuhungern, indem man ihnen sechs Wochen lang Zucker und andere oder alle Kohlenhydrate vorenthält. Eine Behandlung, die allen Betroffenen gleichermaßen hilft, ist bislang nicht bekannt.

Medikamente – manchmal nur so wirksam, wie es die Darmbakterien erlauben

Wenn der Arzt ein Medikament verschreibt, richtet er sich gelegentlich nicht nur danach, welche Symptome es zu lindern gilt, sondern er berücksichtigt auch Alter, Gewicht und Größe (und immer häufiger auch das Geschlecht) seines Patienten. Es kann sein, dass er in einigen Jahren ganz selbstverständlich auch dessen Darmmikrobiom in seine Überlegungen über das geeignete Mittel miteinbezieht. Denn das, was Wissenschaftler schon länger vermuten, hat sich als richtig erwiesen: Darmbakterien können Einfluss darauf nehmen, wie gut oder schlecht ein Medikament wirkt. Von einigen Arzneien weiß man inzwischen sicher, dass sie erst durch bestimmte Darmkeime verstoffwechselt werden müssen, um ihre wirksame Form entfalten zu können; dazu gehört zum Beispiel der entzündungshemmende Wirkstoff Sulfsalazin. Aber es kann auch umgekehrt sein. Die bislang größte Untersuchung führten amerikanische Forscher der Yale School of Medicine in New Haven durch: Sie mischten knapp 300 Medikamente mit insgesamt 76 Mikrobenarten, die sie zuvor aus den Därmen von Freiwilligen isoliert hatten. Das Ergebnis: Die Winzlinge erwiesen sich als so gefräßig, dass von den Medikamenten kaum etwas übrig blieb. Aber es zeigte sich auch, dass einige Bakterien emsiger am Werk waren als andere. Das erklärt aus Sicht der Forscher, weshalb bestimmte Medikamente bei einem Patienten besser wirken als bei einem anderen: weil jeder von uns eine individuelle Darmmikroben-WG beherbergt. Wenn man weiß, welches Bakterium es auf welchen Wirkstoff abgesehen hat, kann man sich eine Strategie überlegen, mit der das Bakterium gezielt ausgeschaltet werden kann. Diesen Weg ist vor Kurzem ein anderes amerikanisches Forscherteam, diesmal von der Harvard University, gegangen. Ihr Ziel: Dafür zu sorgen, dass die Aminosäure L-Dopa und derzeit der wirksamste Arzneistoff zur Behandlung der Parkinson-Krankheit, allen Patienten gleichermaßen hilft. Das ist im Augenblick nicht der Fall, denn bei manchen Patienten erreicht L-Dopa gar nicht erst den Zielort Gehirn, weil es vorher schon im Darm verloren geht. Zunächst ermittelten die Forscher, dass *Enterococcus faecalis* dafür verantwortlich ist, dessen Enzym L-Dopa ebenfalls abbauen kann. Dann probierten sie so lange, bis sie schließlich einen ganz ähnlich strukturierten Stoff fanden, der das Bakterium nun sehr effektiv daran hindert, dem Gehirn das gesamte L-Dopa wegzufuttern. Die logische Schlussfolgerung: Bei Parkinson-Kranken, bei denen L-Dopa den Dienst versagt, müsste von jetzt an eigentlich für die Therapieplanung immer ihr Darmmikrobiom analysiert werden. Mal sehen, ob es dazu kommt.

Auch bei anderen Arzneimitteln, von denen man inzwischen sicher weiß, dass sie durch Darmbakterien ihre Wirkung verlieren können, macht das Konzept der personalisierten Anwendung Sinn. Dazu gehört zum Beispiel Digoxin, ein Wirkstoff, der aus dem Fingerhut gewonnen wird. Menschen, die Digoxin einnehmen müssen, leiden meist unter Herzschwäche oder einer bestimmten Form der Herzrhythmusstörung. Beherbergt ihr Darm besonders viele Bakterien von Stämmen namens *Eggerthella lenta*, kann das Medikament am Herzmuskel nicht mehr wirken, weil es durch die Darmbakterien chemisch verändert wird. Die Betroffenen müssen deshalb entweder eine sehr viel höhere Menge des Medikaments einnehmen, was wegen der potenziellen Vergiftungsgefahr meist ein Problem ist, oder sie müssen auf ein anderes Präparat umsteigen. Irinotecan, ein Chemotherapeutikum, das gegen Darmkrebs eingesetzt wird, kann sogar schlimme Nebenwirkungen verursachen, wenn es von bestimmten Darmbakterien bearbeitet wird. Der Wirkstoff kann von ihnen nämlich in ein aggressives Zellgift umgewandelt werden, das dann die Schleimhautzellen des Darms angreift und so heftige Durchfälle auslöst. Selbst Paracetamol, eines der bekanntesten Schmerzmittel der Welt, wirkt bei dem einen besser als bei dem anderen – je nachdem, welches Darmmikrobiom man in sich trägt.

Darmmikrobiom und Immunsystem – ein Zusammenhang?

Rein, raus, raus, rein … der permanente Austausch zwischen Außen und Innen, Innen und Außen gehört zum Wesen des Darms. Umso wichtiger ist ein Schutzwall, dessen Tor sich im richtigen Moment öffnet, aber auch im richtigen Moment schließt und so den Kontakt zwischen der Außenwelt und unserem Organismus zu einer ungefährlichen Angelegenheit macht. Das bedeutet konkret: den Körper einerseits als undurchlässige Barriere vor allem Schädlichen abzuschirmen und andererseits dafür zu sorgen, dass ihm alles Nützliche zugeführt wird. Für diesen Balanceakt ist die oberste Schicht der Darmschleimhaut zuständig: Einerseits lässt sie sämtliche wichtigen Nährstoffe des Nahrungsbreis in Richtung Blutbahn passieren. Andererseits verhindert sie, dass ungesunde Keime und Substanzen in den Körper gelangen, die wir mit dem Essen aufnehmen. Unterstützung erhält sie von der Schleimschicht, die der Darmwand aufliegt. Das Ganze funktioniert wie eine fiese Klebefalle: Keime kommen an, verfangen sich im Schleim und gehen zugrunde.

Außerdem ist die schleimige Schicht gespickt mit winzigen Eiweißstoffen (Peptiden), die auf die Vernichtung von Bakterien spezialisiert sind. Mit diesen Peptiden, Defensine genannt, beschäftigen sich gerade intensiv einige Forscherteams. Man möchte klären, ob ein Mangel an Defensinen zum Beispiel chronisch-entzündliche Darmerkrankungen auslösen kann. Schon jetzt steht fest, dass die Defensine eine wichtige Komponente der Darmbarriere sind und so einen wesentlichen Beitrag leisten, das Eindringen von schädlichen Mikroorganismen zu verhindern.

Die Darmbarriere und die Folgen eines Defekts

Damit wirklich nichts unkontrolliert hinein- oder hinausgelangt, muss der Zellverband der Darmschleimhaut richtig dicht sein. Und das ist er auch, denn seine Zellzwischenräume werden von einem spezialisierten Proteinnetzwerk, den Tight Junctions, verschlossen. Wie wichtig intakte Tight Junctions für eine störungsfreie Barrierefunktion und damit für ein friedliches, selbsttolerantes Immunsystem sind, weiß man erst seit einigen Jahren. Tight Junctions können nämlich leck werden. Wenn das passiert, wird auch die Darmschleimhaut löchrig. Sie lässt dann Stoffe aus dem Darmlumen nach außen in die Blutbahn dringen, die dort nichts zu suchen haben: Bakterien und deren Gifte, kleinere Bakterienstückchen, Nahrungsbestandteile, die noch gar nicht richtig verdaut sind … Ebenso können Kleinstpartikel aus dem Darmlumen nun auch mal in Bereiche der Darmwand vordringen, wo sie niemals zuvor waren.

Substanzen an der falschen Stelle im Körper sind für das Immunsystem absolut inakzeptabel. Und deshalb werden sofort die Abwehrakteure in Stellung gebracht, um die feindlichen Stoffe anzugreifen und unschädlich zu machen. Wie immer bei einer Immunantwort arbeiten sie alle Hand in Hand: die spezialisierten Immunzellen, die Antikörper, die sich gezielt gegen die Fremdkörper richten, und spezielle Eiweißstoffe, die Zytokine, die die Kommunikation der Abwehrzellen steuern. Ein Teil der Zytokine initiiert auch Entzündungen. Eine Entzündungsreaktion auszulösen, ist eine bewährte Strategie des Immunsystems gegen Krankheitserreger – und sie wird auch in Gang gesetzt, wenn sich Fremdes in der Darmwand festgesetzt hat.

Extra

LEZITHIN FÜR EINE GESTÖRTE DARMBARRIERE?

Lezithin, ein zu den Phospholipiden zählendes Fettgemisch, wird schon seit Jahren als hilfreiches Nahrungsergänzungsmittel etwa zur Steigerung der Hirnleistung im Alter angepriesen. Bislang sind diese Wirkungen nicht belegt. Dennoch ist Lezithin für den Körper unverzichtbar, deshalb produziert er es zum größten Teil selbst. Zum Beispiel stabilisieren Lezithine als elementare Bausteine der Zellmembranen die Körperzellen, sie sind am Fettstoffwechsel beteiligt und wirken an der reibungslosen Weiterleitung von Nervenimpulsen mit. Dass Lezithin zudem Hauptbestandteil jener so wichtigen Schleimschicht ist, die die Wand des Dickdarms vor Angriffen der Bakterien schützt, hat die Arbeitsgruppe des (inzwischen emeritierten) Gastroenterologen Wolfgang Stremmel am Uniklinikum Heidelberg auf die Spur eines neuen Therapieansatzes gebracht. Über zwei Jahrzehnte gingen sie der Frage nach, ob sich chronisch-entzündliche Darmerkrankungen wie Colitis ulcerosa mithilfe von Lezithinen behandeln lassen. Um das zu klären, mussten sie erst einmal nachweisen, dass die Schleimhautbarriere ihre Schutzfunktion verliert, wenn Lezithin fehlt. Und wirklich ist die Lezithinkonzentration in der Darmschleimhaut von Colitis-ulcerosa-Patienten um mindestens 70 Prozent niedriger als die in einer gesunden Darmschleimhaut. Warum das so ist, ist noch unklar. Die Wissenschaftler halten es jedoch für denkbar, dass das große Lezithindefizit durch einen gestörten Transportmechanismus in den Tight Junctions verursacht wird – und diese Störung könnte angeboren sein. Was passiert, wenn die Darmbarriere in ihrer Funktion beeinträchtigt ist, wissen Sie bereits: Bakterien wandern in die Darmwand ein und lösen eine heftige Entzündung aus.

Erste Untersuchungen klangen verheißungsvoll: Nahmen Colitis-ulcerosa-Patienten ein speziell aufbereitetes Lezithin (als Tablette oder als Granulat) ein, wurde der Schleimhautschutz wieder aufgebaut und die Darmentzündung klang ab, bei einigen Patienten sogar vollständig. »Speziell aufbereitet« bedeutet, dass das Lezithin so verpackt werden muss, dass es unbeschadet in den Dickdarm gelangen kann. Das gelingt, indem das Lezithin mit einem Polymer (siehe Seite 218) überzogen wird, wodurch es ungehindert Magen und Dünndarm passieren kann und sich erst in der vorgesehenen Wirkstätte auflöst. Daher macht es auch keinen Sinn, als Colitis-ulcerosa-Patient bevorzugt lezithinhaltige Lebensmittel (wie Eier, Soja oder Weizenkeime) zu essen oder auf ein Lezithinpräparat (aus Drogerien und Apotheken) zurückzugreifen.

Leider hat es auch das von den Heidelberger Wissenschaftlern entwickelte Lezithin-Medikament nicht über das experimentelle Stadium hinaus geschafft: 2016 wurde die entscheidende Phase-3-Zulassungsstudie abgebrochen, weil der angestrebte Therapieeffekt dann doch deutlich hinter den Erwartungen zurückblieb. Gleichwohl interessieren sich die Forscher immer noch dafür, ob es – und wenn ja, auf welche Weise – möglich ist, Colitis-ulcerosa-Patienten und überhaupt Personen mit einer chronisch-entzündlichen Darmerkrankung mithilfe von zugefügtem Lezithin zu einer nachhaltigen Linderung ihrer Beschwerden zu verhelfen. Zu einer neuen Studienreihe ist es bislang jedoch noch nicht gekommen.

Wenn die Barrierefunktion gestört ist ...

Normalerweise ist eine Entzündung ein sich selbst begrenzender, eng regulierter Vorgang. Gerät er jedoch aus dem Gleichgewicht, etwa weil immer wieder neue Fremdstoffe durch die löchrige Darmwand ins Innere eindringen, machen auch die entzündungsfördernden Zytokine immer weiter. Dann bleibt es so, wie es begonnen hat: Die Entzündung hält an und hält an und hält an – oder sie flammt immer wieder schubweise auf. In der Fachwelt wird derzeit heftig diskutiert, ob die Durchlässigkeit der Darmwand Ursache oder Folge einer Erkrankung ist. Es geht also um die Henne-Ei-Frage. Vertreter der Ursachentheorie meinen damit den wichtigsten Grund für die Entstehung von Zöliakie und anderen Autoimmunerkrankungen gefunden zu haben. Den Anfang hat 2002 der italienische Kinderarzt und Forscher Alessio Fasano mit seiner Entdeckung von Zonulin gemacht – ein spezielles Protein, das die Tight Junctions lockern kann. Was der Organismus davon hat, wenn die Darmschleimhaut Zonulin ausschüttet, ist noch nicht ganz klar. Eine Theorie ist, dass Zonulin immer dann vonnöten ist, wenn größere Moleküle die Darmschleimhaut passieren müssen. Fest steht jedoch: Viele Autoimmunkranke – neben Zöliakie-Patienten auch Multiple-Sklerose-Kranke, Typ-1-Diabetiker oder Menschen mit einer rheumatoiden Arthritis – haben nicht nur erhöhte Zonulinwerte, sondern auch einen »Leaky Gut«, einen »undichten Darm«. Das lässt Raum für Vermutungen. Fasano geht jedenfalls davon aus, dass eine durchlässige Darmwand – und die damit verbundene Störung der Darmbarriere – bei der Entstehung einer Autoimmunerkrankung eine mindestens ebenso wichtige Rolle spielt wie die

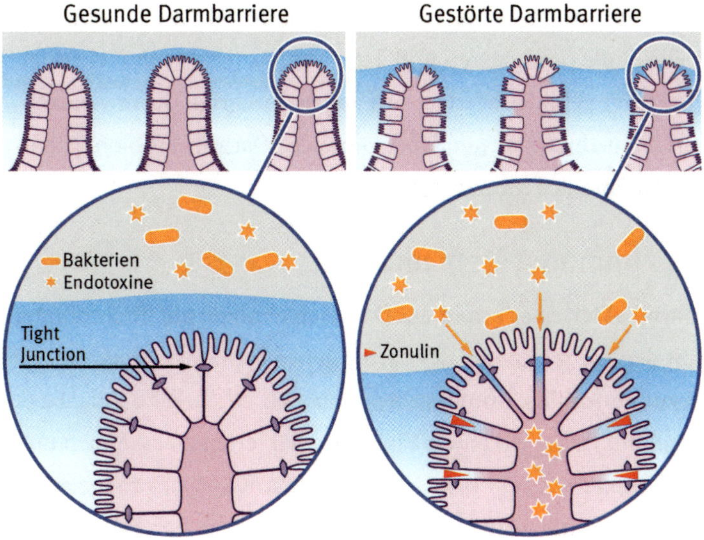

Tight Junctions dichten die Darmwand gegen Krankmachendes ab. Das Regulatorprotein Zonulin kann sie lockern, die Darmbarriere wird löchrig.

Gene. Aber es könnte auch umgekehrt sein: Erst die Veranlagung für eine überschießende Immunreaktion, dann die Darmwandlöcher als Ergebnis eines nicht enden wollenden Abwehrkampfes. Auch bei chronisch-entzündlichen Darmerkrankungen, der schlimmsten Form einer gestörten Darmbarriere, gehört eine durchlässige Darmschleimhaut definitiv zum Krankheitsbild; hier haben die Forscher jedoch auch andere auslösende Mechanismen als lose Tight Junctions in Verdacht (siehe ab Seite 166).

In einem Punkt sind sich die Wissenschaftler einig: ohne Darmmikrobiom keine funktionstüchtige Darmbarriere. Bislang wissen wir nur ansatzweise, was die mikrobiellen Bewohner hierfür alles an Fähigkeiten einbringen. Aber dass auch sie Keime daran hindern können, an die Darmwand anzudocken, ist bewiesen. Außerdem können sie bis zu einem gewissen Grad selbst antibakterielle Stoffe produzieren und dafür sorgen, dass noch mehr Tight Junctions gebildet werden, sie päppeln hungrige Darmwandzellen mit Nährstoffen auf. Und: Ohne das Darmmikrobiom gäbe es kein intaktes Immunsystem.

Das Immunsystem im Darm

Darmbakterien sitzen in der Darmschleimhaut auf Tuchfühlung mit den Lymphknoten des darmeigenen Immunsystems, die wiederum unzählige Immunzellen enthalten. Wichtigste Aufgabe der Lymphozyten: Feinde wie Viren und Bakterien zu erkennen und zu eliminieren, zum Beispiel indem sie Antikörper produzieren. Weitere Immunzellen liegen verstreut zwischen den Darmzellen. Damit ist der Darm der Ort im Körper, an dem die meisten Abwehrspezialisten angesiedelt sind: Hier stehen über 70 Prozent der Immunzellen bereit, um feindliche Mikroorganismen zu bekämpfen, die versuchen, die Darmschleimhaut zu durchdringen. Mit anderen Worten: Mehr als zwei Drittel der Immunabwehr werden im Darm organisiert – hätten Sie das gedacht?
Warum ist gerade im unteren Teil unseres Verdauungsschlauchs das Immunsystem so überaus präsent? Nun, nirgendwo sonst im Körper bietet sich den Abwehrzellen eine bessere Möglichkeit der Fortbildung als hier im Darm, wo es vor Bakterien nur so wimmelt. Mit möglichst vielen von ihnen in Kontakt zu kommen, sie genau zu studieren, um dann im Ernstfall blitzschnell beurteilen zu können, welche Bakterien eliminiert und welche am Leben gelassen werden müssen – das ist die Herausforderung, der sich die Immunzellen im Darm stellen müssen. Dadurch lernen sie, zwischen »gefährlich« und »ungefährlich« zu unterscheiden.

Info

TOLERANZ WILL GEÜBT SEIN!

Der Darm als Übungsplatz für die Akteure des Immunsystems ist Teil eines ausgeklügelten Systems, das der Körper als Schutz vor den eigenen Abwehrkräften eingerichtet hat. Schon die frisch gebildete Immunzelle muss erst einmal ein strammes Trainingsprogramm durchlaufen, bevor sie im Körper auf Patrouille gehen darf. Dabei muss die noch unreife Zelle bereits am Ort ihrer Entstehung, in der Thymusdrüse, zeigen, ob sie dem Eigenen freundlich oder feindlich gesinnt ist. Erweist sie sich als Wackelkandidat, wird sie sofort eliminiert. Aber auch dann, wenn sie den ersten Sicherheitscheck erfolgreich absolviert hat, lässt man sie noch nicht gewähren. Noch einmal und nun sozusagen im Sekundentakt muss die Immunzelle wieder und wieder aufs Neue beweisen, dass sie den vielen körpereigenen Strukturen, die ihr auf ihrem langen Weg zur Reife präsentiert werden, neutral gegenübersteht. Kommt nur der leiseste Zweifel an ihrer Loyalität gegenüber dem Eigenen auf, hat sie bereits ausgedient: Diese Immunzelle wird niemals zur wehrhaften Truppe des Immunsystems gehören.

Trifft eine Immunzelle später außerhalb des Darms auf ein Bakterium, mit dessen Struktur sie bereits vertraut ist, weiß sie, was zu tun ist. Mindestens ebenso wichtig ist, dass sie mit ihren Sparringspartnern im Darm übt, tolerant zu sein: Wer von ihnen nützlich ist, wird nicht angegriffen – genauso wie die Darmzelle oder der gesunde Ballaststoff verschont bleiben. Im Übrigen beteiligen sich die einen oder anderen Bakterien selbst aktiv am Abwehrkampf, etwa indem sie spezielle Antibiotika herstellen und krankmachende Keime so sehr wirkungsvoll in Schach halten.

Wenn das Immunsystem den Körper bekämpft

Das Gebot der Toleranz oder immunologischen Selbsttoleranz gehört zu den Grundprinzipien eines intakten Immunsystems. Denn es garantiert, dass seine Akteure sofort wissen, dass sie ihre Abwehrkraft auf keinen Fall gegen Körpereigenes richten dürfen. Leider kann es passieren, dass das wunderbare System der Fremd- und Selbsterkennung durcheinandergewirbelt wird und das Immunsystem plötzlich seine Abwehrzellen gegen das aufmarschieren lässt, was es eigentlich beschützen soll. Fatalerweise läuft diese Reaktion des Immunsystems so präzise und effizient wie immer ab, wenn es gegen einen Eindringling kämpft – und ebenso ist der Vorsatz der gleiche: Erst wenn das Angriffsziel vollständig vernichtet ist, stellt das Immunsystem seine kämpferischen Aktivitäten wieder ein. Zur Zielscheibe kann praktisch jedes Organ oder Gewebe werden: Gelenke, Haut, Schilddrüse, Betazellen der Bauchspeicheldrüse, Darm, Myelinscheiden der Nervenzellfortsätze, Wirbelsäule, Dünndarmschleimhaut … Die Krankheiten tragen zwar alle ihren eigenen Namen – rheumatoide Arthritis, Schuppenflechte, Hashimoto-Thyreoiditis oder Basedow-Krankheit, Typ-1-Diabetes, Morbus Crohn, multiple Sklerose, Morbus Bechterew, Zöliakie … –, aber jede von ihnen ist eine Art von Autoimmunerkrankung.

Eine Autoimmunerkrankung kann bislang nicht geheilt werden. Und so mündet der über Jahre andauernde, oft schubweise verlaufende Entzündungsprozess nicht selten in die Zerstörung des Zielorgans oder -gewebes. Die Frage, was das Immunsystem auf einen derartigen Irrweg geraten lässt, stellt die Mediziner schon seit vielen Jahren vor große Rätsel. Und ebenso ist unklar, was schiefgelaufen ist, wenn unser körpereigenes Abwehrsystem urplötzlich harmlose Stoffe wie Gräser, Pollen, Erdnüsse, Tomaten oder die Gürtelschnalle für einen Feind hält – und aus ihnen ein Allergen macht. Immerhin: Einen Erklärungsansatz für die Entstehung von Allergien glauben die Forscher inzwischen gefunden zu haben. Denn die Bauernhofstudien der Kinderärztin und Allergologin Erika von Mutius vom Klinikum der Universität München haben gezeigt: Je weniger Bakterien die Umgebung der kindlichen Immunabwehr bietet, desto geringer fällt der Lerneffekt für die Immunzellen aus – und desto größer ist das Risiko für eine spätere Fehlreaktion des Immunsystems. Anders gesagt: Wer schon im Mutterleib und als Baby viel im Kuhstall war, hat beste Chancen, ohne Allergien groß zu werden. Umgekehrt hat ein Stadtkind ein deutlich höheres Risiko, zum Allergiker zu werden, weil die Vielfalt seines unmittelbaren Umweltmikrobioms sehr viel geringer ist. Dass der frühkindliche Kontakt mit Keimen zudem Immunzellen (T-Killerzellen) regulieren und so vor überschießenden Immunreaktionen schützen kann, hat 2012 auch der Münchner Mediziner Torsten Olszak an Mäusen nachgewiesen. Dennoch: Bislang gibt es viele Theorien, jedoch keine Gewissheiten. Aber dass das Mikrobiom in unserem Darm etwas mit der Fehlregulation des Immunsystems zu tun haben könnte, dass ihm vielleicht sogar eine Schlüsselrolle bei der Entstehung von Autoimmunerkrankungen oder Allergien zukommt, halten inzwischen die meisten Forscher für sehr wahrscheinlich. Eine Hypothese ist: Die Weichen dafür werden schon während (oder womöglich sogar schon vor?) der Geburt gestellt.

Info

AKKERMANSIA MUCINIPHILA IM PORTRÄT – TEIL 1

Akkermansia muciniphila – eine Zauberformel? Nein, dieser klangvolle Name gehört einem Bakterium, das vermutlich zu den wichtigsten Bakterien in unserem Darm überhaupt zählt. Es wurde erst 2004 entdeckt – und bis heute beeindruckt der Keim durch sein hohes probiotisches Potenzial (siehe Seite 195). Erst im Juli 2019 haben belgische Forscher das Ergebnis einer Studie veröffentlicht, von der die Fachwelt anerkennend als »Meilensteinstudie« in der Mikrobiomforschung spricht. Die Wissenschaftler haben nämlich den Beleg für die schon seit Längerem diskutierte These erbracht, dass das Bakterium vermutlich Übergewicht und Diabetes vom Typ 2 bekämpfen kann. Dazu mehr im »Porträt Teil 2« auf Seite 195. Bekannt ist bisher:

- *Akkermansia*-Bakterien haben einen Anteil von drei bis fünf Prozent am gesamten Darmmikrobiom – das ist im Vergleich zu den meisten anderen Darmbakterien viel. Dass es dennoch so lange gedauert hat, bis man dem Darmkeim auf die Spur gekommen ist, liegt nicht zuletzt daran, dass er hochgradig sauerstoffempfindlich ist und deshalb nicht in der Kulturschale angezüchtet werden kann. Es musste erst das Zeitalter der Genomanalysen anbrechen, um ihn anhand seiner DNA-Sequenzen identifizieren zu können.
- Das Bakterium lebt vor allem im mittleren Abschnitt des Dickdarms und zwar in der Schleimschicht auf den Darmepithelzellen. Dort verhindert es sehr effektiv, dass sich krankmachende Bakterien ausbreiten können (siehe Kolonialresistenz, Seite 73). Außerdem dient es den Immunzellen als Sparringspartner.

› *Akkermansia muciniphila* ernährt sich – als einziges bekanntes Darmbakterium – von dem Schleim, in dem es sitzt (daher auch der Name »muciniphila«, was so viel wie »schleimliebend« bedeutet). Auf diese Weise sorgt der Darmkeim dafür, dass sich die so wichtige Schleimschicht der Darmbarriere ständig reparieren und erneuern muss. Unterstützt wird es von einem Darmbakterium namens *Faecalibacterium prausnitzii*, das zu den wichtigsten Produzenten von Buttersäure (siehe Seite 206) gehört. Und Buttersäure ist wiederum das unverzichtbare Stärkungsmittel für die Tight Junctions. Damit es genügend von *Faecalibacterium prausnitzii* gibt, brauchen sie allerdings einen Förderer – das ist das Bakterium *Bifidobacterium adolescentis*. Es versorgt *Faecalibacterium prausnitzii* mit Oligosacchariden und Essigsäure, woraus Letztere die nützliche Buttersäure herstellen.

› Nachdem sie ihre Eigenschaften und Fähigkeiten in den letzten Jahren genau studiert haben, sind sich die Mikrobiomforscher sicher, dass dieses Darmbakterien-Trio entscheidend für eine intakte Darmbarriere ist. Umgekehrt bedeutet das aber auch: Sind zu wenige *Akkermansia-muciniphila-* oder *Faecalibacterium-prausnitzii-*Bakterien vorhanden, wird die Darmschleimhaut immer dünner. Die Darmwand ist weniger geschützt, die Darmbarriere wird durchlässiger – und das Risiko steigt, dass Erreger leichter vom Darm ins Blut eindringen und so Entzündungen auslösen. Auffällig: Das Darmmikrobiom von Typ-2-Diabetikern, aber auch von Menschen mit ausgeprägten Gewichtsproblemen hat eine verringerte Anzahl an *Akkermansia-muciniphila-*Bakterien – dazu ab Seite 195 mehr.

Wie unser Mikrobiom entsteht:

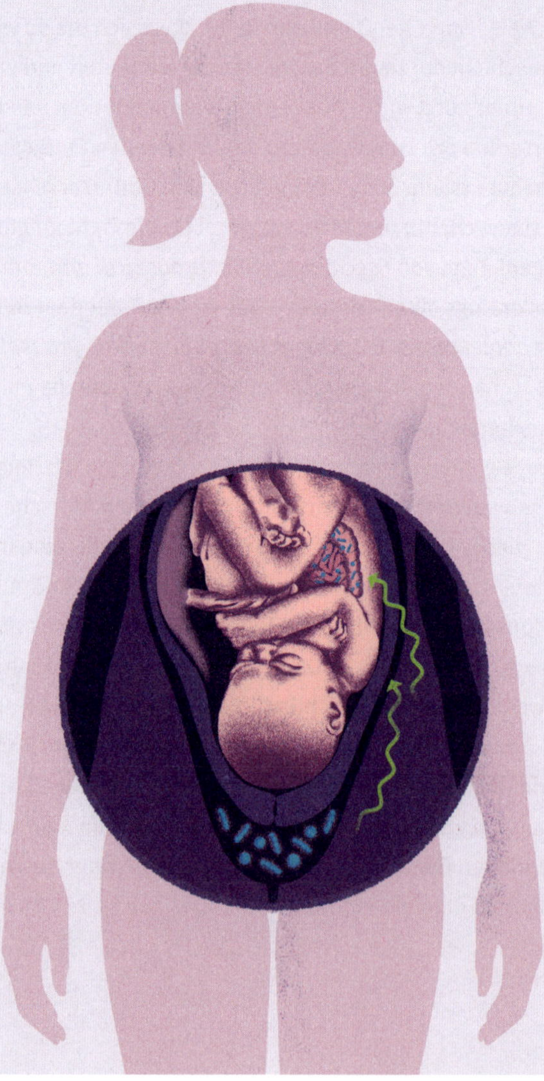

Der erste Kontakt zählt

Rob Knight, einer der Initiatoren des Earth Microbiome Project, hat in einem Interview erzählt, er habe seine Tochter unmittelbar nach ihrer Geburt mit den Vaginalbakterien ihrer Mutter bestrichen. Sie werden jetzt vermutlich denken: Hat der frischgebackene Vater nichts Besseres zu tun gehabt? Zu seiner Ehrenrettung sei gesagt: Knight gehört zu den renommiertesten Mikrobiomexperten der Welt – und er hat nur seine eigenen Forschungsergebnisse in die Tat umgesetzt. Seine Tochter ist nämlich ein Kaiserschnittbaby, und Untersuchungen haben ergeben, dass sich das Mikrobiom dieser Babys anders und sogar einen Tick später entwickelt als bei vaginal entbundenen Babys.

Tatsächlich kommen Kaiserschnittbabys erst nach der Geburt mit Mikroben in Kontakt. Dementsprechend besteht ihr erstes mikrobielles Darmvölkchen aus Bakterien von der Haut anderer Menschen, und meist sind auch noch einige Krankenhauskeime dabei. Vaginal entbundene Babys nehmen während des Geburtsvorgangs überwiegend mütterliches Sekret mit Mikroben vor allem der Vagina auf. Daneben finden sich in ihrem Darm auch einige mütterliche Haut- und Darmbakterien. Weil sich in diesem Bakterienmix – neben einigen Spezies der Bifidobakterien – vor allem verschiedene Gruppen der Laktobazillen tummeln, machen sie bei allen, die spontan geboren wurden, den größten Teil der ersten mikrobiellen Besiedlung aus.

Info

VAGINAL SEEDING

Knights spezielle mikrobielle Geburtshilfe für Kaiserschnittkinder – und die einiger anderer Mikrobiomforscherväter – hat Schule gemacht und trägt inzwischen einen Namen: Vaginal Seeding. Auf Deutsch heißt das so viel wie »vaginale Aussaat«; andere nennen es auch »vaginales Impfen« des Neugeborenen. In einigen Kreißsälen der USA, von Australien und Großbritannien hat Vaginal Seeding bereits Einzug gehalten. Es gibt allerdings nicht nur Befürworter. Vor allem den großen medizinischen Fachgesellschaften ist die aktuelle Datenlage zu dürftig, um die Methode derzeit empfehlen zu können. Sie befürchten, dass durch das Vaginal Seeding nicht nur nützliche, sondern auch krankmachende Keime auf das Kind übertragen werden. Um das zu klären, werden in verschiedenen Ländern gerade breit angelegte klinische Studien durchgeführt – mit den Ergebnissen ist aber erst in einigen Jahren zu rechnen.

VON MUTTERS VAGINALMIKROBIOM ZUM KINDLICHEN DARMMIKROBIOM

Laktobazillen gehören zu den Mikroben, die für uns Menschen praktisch nur Gutes im Sinn haben. Da es in ihrer Natur liegt, Milchsäure zu produzieren, sorgen sie überall dort, wo sie sich befinden, für saure Verhältnisse. Die Vagina wird auf diese Weise sehr effektiv nicht nur vor unerwünschten Bakterien, sondern auch vor Hefepilzen geschützt. Und im Darm tragen sie mit ihrer Ansäuerung des Milieus entscheidend dazu bei, dass es für krankmachende Bakterien wie Salmonellen oder die bösen Vertreter der *Escherichia-coli*-Bakterienfamilie so ungemütlich ist, dass sie kaum wachsen können. Zudem fangen sie den durch die Darmwand eintretenden Sauerstoff ab und bereiten so den nützlichen anaeroben Bakterien ein gesundes, sauerstofffreies Terrain. Ein Großteil der Laktobazillen sitzt in der Darmschleimhaut. Hier stehen sie unter anderem in regem Kontakt mit den Immunzellen. Viele Forscher glauben, dass sie auf diese Weise die Kompetenz der körpereigenen Abwehrkräfte direkt beeinflussen – und so auch dem Neugeborenen in der Entwicklung seines Immunsystems wertvolle Dienste leisten. Im Umkehrschluss bedeutet das, dass Kaiserschnittkinder häufiger zu Übergewicht neigen und anfälliger sind für Allergien, Asthma und Autoimmunerkrankungen, insbesondere für Typ-1-Diabetes. Es bedeutet aber auch, dass drei Viertel der Neugeborenen, die sich mit Krankenhauskeimen infizieren, Kaiserschnittbabys sind. Dies ist aus Sicht der Wissenschaftler die Folge des mikrobiellen Fehlstarts. Noch fehlen für diese These eindeutige Belege. Aber die Forschung läuft auf Hochtouren – auch, weil man sich wichtige Erkenntnisse über die Entstehung von Autoimmunerkrankungen und Allergien erhofft. Und: Sehr wahrscheinlich formen die ersten Mikroben durch ihre frühe Besiedlung nicht nur das Immunsystem, sondern auch den Stoffwechsel und weitere wichtige Funktionen und Interaktionen in unserem Körper mit. Was man aber jetzt schon sicher sagen kann: Bei Kindern, die per Kaiserschnitt geboren wurden, dauert es länger, bis sie ein stabiles Darmmikrobiom entwickelt haben, als bei vaginal entbundenen Säuglingen. Das Ganze lässt sich allerdings etwas beschleunigen, wenn es der Mutter möglich ist, ihr Kind zu stillen.

Extra

HAT DIE PLAZENTA EIN MIKROBIOM?

Seit es die Mikrobiomforschung gibt, vergeht praktisch kein Jahr, in dem nicht eine lange gültige Gewissheit der verschiedenen Wissenschaften ins Wanken gerät. 2014 traf es die Entwicklungsbiologie und ihr Credo: Kein Keimkontakt in der Fruchtblase! Einzig eine Bakterienbesiedlung im Fruchtwasser galt und gilt als Risikofaktor für eine Früh- beziehungsweise Fehlgeburt. Bis die amerikanische Molekularbiologin Kjersti Aagaard vom Baylor College of Medicine in Houston mitteilte, dass sie und ihr Team in 320 Plazenten von werdenden Müttern nützliche Bakterien entdeckt hätten, die wegen ihrer Ähnlichkeit in der Zusammensetzung vom Mund der Mutter über den Blutkreislauf in die Plazenta gelangt sein könnten. Sie schloss daraus: Das menschliche Mikrobiom entwickelt sich nicht während der Geburt, sondern schon vorher im Mutterleib. Bis heute denkt ein Großteil der Fachwelt, dass Aagaards vermeintlicher Nachweis eines Plazenta-Mikrobioms das Ergebnis einer Kontamination ist. Unterstützung bekommen sie durch eine Studie von 2018, die alles wieder zurechtzurücken scheint. Britische Forscher des Wellcome Sanger Institute in Cambridge unterzogen Plazentaproben von 578 Frauen einem Spezialtest – und konnten dabei keine nennenswerten Bakterienkolonien finden. Also viel Lärm um nichts? Nicht ganz. Denn inzwischen sind weitere Forschungslabore der Frage nachgegangen – und dabei sind mindestens drei Forscherteams zu ganz ähnlichen Ergebnissen gekommen wie Kjersti Aagaards Team. Andere Wissenschaftler haben Bakterien im Nabelschnurblut oder im allerersten Stuhlgang (Mekonium) von gesunden Neugeborenen gefunden.

Muttermilch – nichts ist perfekter

Wenn es um gesunde Kinderernährung geht, ist Muttermilch nicht zu toppen. Sie ist am perfektesten auf die Bedürfnisse des Kindes abgestimmt: Sie enthält genau die Nährstoffe in der richtigen Zusammensetzung und Dosierung, die das Baby für seine Entwicklung benötigt, sie fördert einen gesunden Stoffwechsel und sie hilft seinem noch unreifen Immunsystem, feindliche Erreger abzuwehren. Dafür sorgen nicht nur die mütterlichen Antikörper, Immunzellen und Wachstumsfaktoren im Sekret der Muttermilch, sondern auch spezialisierte Proteine wie das Lactoferrin, das sehr effektiv der Vermehrung von krankmachenden Bakterien entgegenwirken kann.

Der Bifidusfaktor oder bifidogene Faktor gehört ebenfalls dazu. Hierbei handelt es sich um außerordentlich komplex zusammengesetzte Mehrfachzuckerverbindungen, die dafür sorgen, dass sich im kindlichen Darm ein wichtiger Vertreter der Laktobazillen, *Lactobacillus bifidus*, ausbreitet. Hat ein Kind im ersten Lebensjahr davon zu wenige im Darm, wird es später vermutlich mit Gewichtsproblemen kämpfen. Aber vor allem werden mithilfe des Bifidusfaktors und anderer komplexer Zuckermoleküle aus der Gruppe der humanen Milch-Oligosaccharide (HMO) die Weichen für ein stabiles Darmmikrobiom gestellt. Denn sie agieren nicht nur als präbiotische Förderer der nützlichen Bakterien, sondern sie hemmen auch schädliche Bakterien sehr effektiv in ihrem Wachstum. Dadurch ist der Säuglingsdarm nicht nur weniger anfällig für Störungen, sondern er hat auch weniger Anpassungsprobleme, wenn die Zeit des Abstillens kommt und das Baby seine ersten festen Mahlzeiten erhält.

Info

ESCHERICHIA COLI

1886 erschien eine Schrift, die in zweierlei Hinsicht bemerkenswert ist: Erstens ging der Verfasser schon vor über 150 Jahren davon aus, dass in den Därmen von Babys Mikroben zu finden sind, und zweitens beschrieb er ein Bakterium, das er »bacterium coli commune« nannte und von dem die Fachwelt später erkannte, dass es sich dabei um eines der wichtigsten Darmbakterien handelte. Der Autor und Entdecker war der Kinderarzt und Bakteriologe Theodor Escherich (1857–1911) – nach ihm wurde das Darmbakterium *Escherichia coli* benannt. Heute weiß man: Schon etwa 40 Stunden nach der Geburt haben sich einige der guten *E.-coli*-Stämme im Darm des Neugeborenen fest etabliert. Das ist ausgesprochen sinnvoll, denn zu ihren vielen nützlichen Eigenschaften gehört unter anderem, dass *E. coli* wie die Laktobazillen oder die Bifidobakterien den pH-Wert im Darm senken kann. Auf diese Weise finden viele weitere gute Bakterienarten ein angenehmes Darmmilieu vor, das es ihnen leicht macht, sich niederzulassen.

Bifidobakterien – noch nützlicher als gedacht

31 Lebensmonate benötigt ein Darmmikrobiom, um sich zu der Bakteriensammlung zu formieren, die uns im Wesentlichen für den Rest unseres Lebens begleiten wird. Mikrobiomexperten unterscheiden dabei neuerdings zwischen drei Entwicklungsphasen. Danach bilden die ersten 14 Lebensmonate eine zeitliche Einheit; es folgt die Übergangsphase, bevor ab dem 31. Lebensmonat die stabile Phase eingeläutet wird.

Wird das Baby in den ersten vier Lebensmonaten ausschließlich mit Muttermilch ernährt, ist sein Darm bestens vorbereitet, um auch die nächsten Etappen der ersten großen Entwicklungsphase gut zu meistern. Inzwischen haben sich zur Gruppe der milchsäureproduzierenden Erstbesiedler weitere nützliche Bakterienstämme gesellt – allen voran die Bifidobakterien. Wie man seit Kurzem weiß, stammt ein Teil von ihnen direkt aus der Muttermilch, andere müssen erst von den verschiedenen Zuckermolekülen der humanen Milch-Oligosaccharide dazu animiert werden, sich anzusiedeln.

Auch Bifidobakterien säuern ihre Umgebung durch Vergärung von Zucker zu Milchsäure. Aber ihre eigentliche Stärke liegt darin, schädliche Darmbakterien mithilfe ihres Gifts Bifidin zu bekämpfen und ihnen so im Babydarm keine Chancen zur Vermehrung zu lassen. Dass sie außerdem von unschätzbarem Wert für die Reifung des Immunsystems sind, weiß man in dieser Deutlichkeit erst seit einigen Jahren. Denn Bifidobakterien versorgen zum Beispiel nicht nur die Immunzellen im Darm mit wichtigen Informationen, um sie für die Bekämpfung von Erregern fit zu machen, sondern sie stärken auch selbst die Barrierefunktion der Darmschleimhaut. Im Darm von Säuglingen, die nicht mit Muttermilch ernährt werden können, sind wesentlich weniger Bifidobakterien zu finden. Deshalb haben sie häufiger mit Bauchschmerzen, Durchfall und sogar mit Allergien zu kämpfen als Kinder, die gestillt werden.

Die vielen wertvollen Eigenschaften der Bifidobakterien für unser Darmmikrobiom sollten wir uns möglichst für den Rest unseres Lebens sichern. Glücklicherweise haben wir das weitgehend selbst in der Hand, indem wir einer Ernährung den Vorzug geben, die täglich viele unverdauliche Oligosaccharide und Polysaccharide in Form von Ballaststoffen enthält.

Die TEDDY-Studie

Dass wir heute ziemlich genau darüber Bescheid wissen, wie sich das kindliche Darmmikrobiom entwickelt, ist nicht zuletzt der TEDDY-Studie (= The Environmental Determinants of Diabetes in the Young) zu verdanken, die seit 2002 Kinder im Säuglingsalter bis zum 15. Lebensjahr beobachtet. Die Forscher möchten herausfinden, wie die Autoimmunerkrankung Typ-1-Diabetes entsteht, die oft im Kindesalter beginnt: Das Immunsystem zerstört die eigenen insulinproduzierenden Zellen der Bauchspeicheldrüse, sodass für den Rest des Lebens Insulin gespritzt werden muss. Dazu sammeln die Studienärzte in Schweden, Finnland, USA und Deutschland bei Kindern mit Risikogenen eine Reihe von Daten, etwa zu Impfungen, Infektionen, Ernährungsgewohnheiten oder bestimmten Umwelteinflüssen. Außerdem gehört die Untersuchung von Nasenabstrichen, Blut und Stuhl zum Programm. Im Stuhl interessieren die Forscher vor allem die genetischen Merkmale der Bakterien. Inzwischen wurden 12 500 Stuhlproben von 903 Kindern im Alter zwischen 3 und 46 Monaten untersucht. Damit ist die TEDDY-Studie auch das umfassendste Mikrobiom-Projekt, das jemals bei Kleinkindern durchgeführt wurde. Die Untersuchung läuft noch, aber die Studienzentren veröffentlichen im Augenblick immer wieder neue Ergebnisse. Eine aufsehenerregende Meldung war zum Beispiel, dass zwischen der Zusammensetzung des kindlichen Darmmikrobioms und der Entwicklung eines Typ-1-Diabetes tatsächlich ein Zu-

sammenhang besteht. Und: Werden Babys, die ein hohes Risiko für die Entstehung eines Diabetes haben, in ihren ersten Lebenswochen Probiotika (siehe Seite 211) wie Laktobazillen gegeben, schützt sie das offenbar vor dem Ausbruch der Erkrankung.
Auf die gleiche Weise scheint man übrigens bei Kaiserschnittkindern das Allergierisiko senken zu können – das ergab jedoch eine andere amerikanische Studie.

Abstillen – Weichenstellung für das Darmmikrobiom Erwachsener?

Das Abstillen bedeutet für die kleine überschaubare Bakterienwelt im Darm eine gewaltige Zäsur. Eine größere wird sie nicht noch einmal erleben. Möglicherweise markiert die Umstellung auf feste Nahrung sogar bereits den Endpunkt einer Phase, in der die entscheidenden Weichen für unser Darmmikrobiom gestellt wurden. Wesentlich daran beteiligt ist ein Mechanismus im angeborenen Immunsystem. Diese Erkenntnis ist hochaktuell und zieht einmal mehr ein Umdenken nach sich: Nicht nur die Darmbakterien steuern unser Immunsystem, sondern das Immunsystem steuert auch unser Darmmikrobiom. Ein molekularer Faktor, den die Wissenschaftler Toll-like Rezeptor 5 (TLR5) nennen, bestimmt nämlich wesentlich mit, welche Bakterien sich dauerhaft in unserem Darm niederlassen dürfen und welche nicht.
TLR5 gehört zum angeborenen Teil unseres Immunsystems und ist darauf spezialisiert, Bakterienstrukturen zu erkennen. Offenbar beaufsichtigt er die mikrobielle Darmbesiedlung jedoch nur in den ersten sechs Lebensmonaten, danach stellt er seine Aktivitäten weitgehend ein. Wenn man bedenkt, wie alt wir werden können, ist das Zeitfenster also verschwindend klein. Aber in die-

Info

PRÄGUNG DES DARMMIKROBIOMS

Dass es ein Zeitfenster für die Prägung unseres Darmmikrobioms gibt, hat erst Mitte 2018 eine internationale Studie mit Beteiligung eines Forscherteams der Kieler Christian-Albrechts-Universität herausgefunden. Die Wissenschaftler identifizierten den Toll-like Rezeptor 5 bei Mäusen und stellten in verschiedenen Experimenten fest, dass dessen Aktivität altersabhängig ist. Danach sind es bei Mäusen nur die ersten 21 Lebenstage, in denen TLR5 die Bakterienbesiedlung in ihren Därmen reguliert; diese Phase ist jedoch prägend für die lebenslange Zusammensetzung des Mikrobioms. Auch wenn die Forscher betonen, dass sich das Ergebnis nicht 1:1 auf den Menschen übertragen lasse, so sind sie sich doch einigermaßen sicher, dass es sich bei uns Menschen nicht anders verhält – vorausgesetzt, die ersten drei Wochen eines Mäuselebens entsprechen wirklich den ersten sechs Lebensmonaten eines Menschenlebens, wie die Wissenschaftler meinen.

ser kurzen Spanne wird, wie es scheint, nichts weniger als das unverwechselbare Fundament unseres Darmmikrobioms geformt.

Für alle die passende Nische

Ändert sich plötzlich die gesamte Nahrungszusammensetzung, muss vieles im Darm neu organisiert werden: Schließlich muss das Essen von Darmbakterien in Empfang genommen werden, die auch etwas damit anzufangen wissen. In der Umgewöhnungszeit von der guten Muttermilch auf Brei, zerdrücktes Gemüse und zerkleinerte Fleischhäppchen herrscht im Darm deshalb ein reges Kommen und Gehen: Bakterien, die auf die Verarbeitung von Muttermilch spezialisiert sind, machen Platz für künftige Mitbewohner. Die Neuen verfügen über ganz andere Werkzeuge, um für den Organismus alles Verwertbare aufzuspalten und bereitzustellen, was er zur Energiegewinnung oder zum Bau seiner Zellen benötigt: Aminosäuren, Vitamine, Mineralstoffe, kurzkettige Fettsäuren … kurzum: Die Eckpfeiler, auf die sich das Darmmikrobiom künftig stützen wird, nehmen Konturen an, die neue Bakterienwelt im Darm ist dabei, sich zu formieren.

Ein aufschlussreicher Vergleich

Dass die Ernährung zu einem großen Teil mitbestimmt, welche Eigenschaften die Bakterien besitzen müssen, können die Mikrobiomforscher inzwischen auch belegen. Beispielsweise sind die Mikroben von Kleinkindern des afrikanischen Staates Burkina Faso bestens gerüstet, um all die Fasern und komplexen Kohlenhydrate der ballaststoffreichen Pflanzenkost zu verdauen. Die Darmbakterien europäischer Kleinkinder haben die dafür nötigen Enzyme dagegen kaum in ihrem Repertoire. Warum auch, sie essen ja deutlich weniger Ballaststoffe. Das hat im Übrigen außerdem zur Folge, dass ihr Stuhl nur eine kleine Menge an kurzkettigen Fettsäuren enthält (siehe Seite 35 f.). Anders der Stuhl der afrikanischen Kinder: Er weist eine beachtliche Konzentration dieser schleimhautschützenden Substanzen auf – ein enormer Vorteil für den Darm, der dadurch weniger anfällig für Entzündungen und für die Entartung seiner Zellen ist.

Dass einzelne Nahrungsbestandteile für die Darmbakterien und ihren Stoffwechsel zum Wachstumstreiber, aber auch zum

Wachstumsbremser werden können, ist eine Erkenntnis von enormer Wucht (siehe ab Seite 200). Derzeit prüfen Ernährungsmediziner auf der ganzen Welt, was wir bevorzugt essen sollten, um unserem Darmvolk – und damit unserer Gesundheit – Gutes zu tun. Ihre These: Wer seine Darmbakterien richtig füttert, fühlt sich wohler, wird seltener krank und lebt länger.

Darmmikrobiom – so individuell wie ein Fingerabdruck

Bislang zeigen alle Ergebnisse, dass unsere Darmbakterien am meisten von Ballaststoffen profitieren. Dazu ab Seite 202 mehr. Hier erst noch einmal zurück zum Anfang – zu der Zeit, wenn in unserem Darm eifrig an einem Imperium für die Zukunft gebaut wird. Dabei zeigt sich: Die Ernährungsweise spielt nicht die einzige Rolle bei der Formierung unseres Darmmikrobioms. Tatsächlich mischen auch Bakterien mit, die es auf andere Weise als über die tägliche Nahrung vom Mund in den Darm geschafft haben – die Sandschaufel, der gelutschte Kinderdaumen, das Spielzeugauto, der Schnuller des Kitakumpels … Einige dieser Überraschungsgäste beteiligen sich an der Neuausrichtung der Bakteriengemeinschaft, andere verschwinden sang- und klanglos wieder oder lösen für einige Tage Bauchschmerzen und Durchfall aus (das kommt jedoch sehr viel seltener vor, als viele Eltern befürchten). Und dann gibt es da noch die vielen Kontakte mit den Mikrobiomen der Geschwister oder des felligen Vierbeiners, der vielleicht ebenfalls zur Familie gehört. All das drückt der jungen Bakterienwelt im Darm ihren Stempel auf. Am Ende ist sie so unverwechselbar und einzigartig, dass man uns über unser Darm-

mikrobiom identifizieren könnte – ganz so wie über einen Fingerabdruck oder die Analyse unserer DNA.
Sogar bei eineiigen Zwillingen mit ihrem absolut identischen Erbgut macht die Mikrobenzusammensetzung in ihrem Bauch den kleinen Unterschied aus: Sie können sich zum Verwechseln ähnlich sehen, die gleichen Vorlieben und Abneigungen haben und von den gleichen Erbkrankheiten betroffen sein – aber ihr Darmmikrobiom unterscheidet sich etwas. Die Gene bestimmen zwar wesentlich den Bau unseres Körpers und vielleicht auch ein wenig unsere Persönlichkeit mit, aber für die Konzeption unseres Darmmikrobioms sind sie eher unbedeutend. Es ist vor allem die Art, wie wir leben, die die Richtung vorgibt: was wir essen, wie wir wohnen, wo wir arbeiten, mit wem wir zusammen sind, was wir in unserer Freizeit tun, aber auch, ob wir Stress haben, verliebt sind, ob wir in die Pubertät, in die Wechseljahre oder ins Seniorenalter kommen, ob wir Single bleiben oder Eltern werden.
Vergleicht man allerdings die Gesamtheit aller Gene der einen Person (ihr Metagenom!) mit der einer anderen Person, dann relativieren sich die Unterschiede ein wenig. Denn auch wenn die Bakterienzusammensetzung bei jedem von uns etwas anders aussieht, kann es sein, dass die unterschiedlichen Bakterienarten mit ganz ähnlichen Werkzeugen ausgestattet sind, um die Nahrung aufzuspalten, sodass wir die gleichen Nährstoffe erhalten.

Gekommen, um zu bleiben

Wenn die »stabile Phase« beginnt, ist die Bakteriengemeinschaft von einer Handvoll Erstsiedlermikroben auf viele verschiedene Arten angewachsen. Ein Großteil von ihnen ist gekommen, um zu bleiben. Das liegt auch an den guten Bedingungen, die sie im

Info

DIE SPUREN, DIE WIR HINTERLASSEN …

Wo auch immer wir sind: Wer gezielt danach sucht, wird überall dort, wo wir uns für einige Stunden aufgehalten haben, unserem mikrobiellen Fingerabdruck begegnen. Denn alles, was wir berühren, trägt unsere Bakterienlandschaft. Das hat 2014 ein Forscherteam der amerikanischen University of Chicago um Jack Gilbert im Rahmen ihres *Home microbiome project* bestätigt. Hierfür begleiteten sie sechs Wochen lang sieben Familien mit insgesamt 18 Familienmitgliedern, drei Hunden und einer Katze. Drei der Familien zogen in dieser Zeit um. Wie sich zeigte, dauerte es weniger als einen Tag, bis das jeweilige neue Haus der Familien mikrobiell genauso aussah wie das alte. Dies ermittelten die Forscher anhand der Proben von Nase, Händen und Füßen der Studienteilnehmer, die sie dann mit denen von Türgriffen, Möbeloberflächen und Böden der Wohnung verglichen. Sogar die Haustiere hinterließen ihre Spuren in Form von mehr Pflanzen- und Bodenbakterien als in den anderen Häusern. Und: In mindestens einem Fall verfolgten die Forscher einen potenziell krankmachenden Bakterienstamm namens *Enterobacter*, der zuerst an den Händen einer Person, dann an der Küchentheke und dann an den Händen einer anderen Person auftrat. Ob es dadurch zu einer bakteriellen Infektion kam, verrieten die Forscher nicht.

Darm vorfinden. Denn er vermag es, die unterschiedlichsten Bedürfnisse zu erfüllen. Sogar der winzigen mikrobiellen Gruppe, die auf Sauerstoff nicht verzichten kann, gewährt er ein Plätzchen

an der gut durchbluteten Darmschleimhaut. Die mächtige Bakterienfraktion, für die Sauerstoff Gift ist – 95 Prozent der Darmbakterien sind Anaerobier! –, findet die für sie passenden Bedingungen in seinem geräumigen Inneren.
Gab es keine Zwischenfälle, wie zum Beispiel die längere Einnahme von Antibiotika, bilden die Darmbewohner eine kunterbunte Gemeinschaft, die trotz ihrer Unterschiede so gut aufeinander abgestimmt ist, dass die Mikrobiologen von einem Gleichgewicht sprechen. Man muss allerdings sagen: Wie ein solches Gleichgewicht im Detail aussieht und ob dies dann automatisch bedeutet, dass auch das Gleichgewicht zwischen Darmmikrobiom und Körper stimmt, wissen wir in Wahrheit noch gar nicht so genau – auch wenn der Begriff in aller Munde ist. Dass wichtige Einzelheiten noch ungeklärt sind, sollten Sie im Hinterkopf behalten – insbesondere, wenn es zum Beispiel um mögliche Therapievorschläge geht, das mikrobielle Gleichgewicht in Ihrem Darm zu stärken beziehungsweise wiederherzustellen.

Gestörtes Gleichgewicht im Darm

Bislang sind es nur Spekulationen, auf welche Weise die einzelnen Bakterienarten im Darm zusammenarbeiten, was sie aktiv tun oder gezielt unterlassen, um »ihr« Mikrobiom im Gleichgewicht zu halten. Ebenso lässt sich nicht sicher sagen, ob man wirklich schon alle Faktoren kennt, die dieses Gleichgewicht gefährden oder es sogar komplett aus dem Lot bringen können. Wie auch, es sind ja noch nicht einmal alle Arten von Bakterien bekannt. Selbst von denen, die man bereits identifiziert hat, weiß man von vielen bis heute nicht, welche Funktion sie haben oder was sie zum Leben brauchen. Deshalb möchten wir an dieser Stelle noch einmal betonen: Ein typisch gesundes Darmmikrobiom konnten die Forscher bislang nicht ausmachen – genauso wenig wie ein krankheitstypisches Darmmikrobiom.

Was wir wissen: Es gibt Bakterienarten, die müssen durch andere Bakterienarten in Schach gehalten werden, damit sie für uns nicht gefährlich werden. Andernfalls gewinnen die krankmachenden Bakterien die Oberhand; das Gleichgewicht zwischen den Bakterienarten ist gestört. Für diesen Zustand hat sich der Begriff Dysbiose etabliert. Nicht immer sind die Auswirkungen einer Dysbiose sofort spürbar. Aber es gibt Darmerkrankungen, bei denen Anzahl und Vielfalt der nützlichen Darmkeime deutlich verringert sind. Das ist zum Beispiel bei Reizdarmpatienten der Fall. Auch Morbus-Crohn-Patienten haben schon zu Beginn ihrer Erkrankung eine Dysbiose (fatalerweise werden viele, noch ehe die Diagnose steht, fälschlicherweise mit Antibiotika behandelt, was die Situation im Darm dann noch einmal dramatisch verschlechtert). Überhaupt ist die Gefahr groß, dass schädliche Bakterien, wenn sie in der Überzahl sind, durch ihre Stoffwechselprodukte und Toxine Entzündungen auslösen. Bei einer Dysbiose ist auch auf die Darmbarriere nicht mehr hundertprozentig Verlass – möglichweise einer der Gründe, weshalb eine Dysbiose zum Trigger für eine Erkrankung werden kann, die nicht im Darm selbst, sondern in irgendeinem anderen Organ oder Gewebe im Organismus ihr Unwesen treibt (siehe Seite 187).

Ebenso ist bekannt: Uns wohlgesonnene Darmbakterien wie Bifidobakterien oder Laktobazillen gedeihen am besten in leicht saurem Milieu; Darmbakterien, die wie spezielle Clostridienarten schwere Durchfallerkrankungen hervorrufen können, mögen es

dagegen lieber basischer. Zu einer unguten Verschiebung des Milieus kann es zum Beispiel durch die Einnahme von Antibiotika und einigen anderen Medikamenten kommen.
Außerdem hat sich gezeigt: Schlucken wir gezielt bestimmte Bakterien wie Milchsäurebakterien oder Hefen, können wir die guten Bakterienarten in unserem Darm stärken, indem wir ihnen weitere gute Bakterienarten zur Seite stellen (siehe Seite 211). Dadurch erhöht sich die Artenvielfalt, die krankmachenden Gruppen werden zurückgedrängt. Dieser Effekt hält allerdings nur so lange an, wie wir unserem Darm diese sogenannten Probiotika zuführen. Setzt man sie ab, reduziert sich ihre Anzahl wieder auf die Menge, die vorher schon zu der Bakterienzusammensetzung gehörte. Aber in Zeiten einer Schieflage, etwa infolge einer Antibiotikatherapie, können sie zur Stabilisierung beitragen, bis alles wieder einigermaßen im Lot ist.

Das Prinzip der Kolonisationsresistenz

Und was genau tun die hilfreichen Bakterien, um über ihre bösen Nachbarn zu triumphieren? Ihre Vorgehensweise ist denkbar einfach: Sie sorgen dafür, in der Überzahl zu sein. Dieser Effekt wird in Fachkreisen Kolonisationsresistenz genannt: Die nützlichen Bakterien haben die Lebensräume im Darm so dicht besetzt, dass kein Platz mehr für krankmachende Erreger ist. Manch ein nützliches Bakterium hat sich sein Bleiberecht buchstäblich durch Masse erkämpft, indem es blitzschnell innerhalb von 20 Minuten die nächste Generation gegründet hat, und diese hat dasselbe getan … Am Ende haben um die zehn Billionen Bakterien auf engstem Raum in unserem Darm zu einer Lebensgemeinschaft zusammengefunden – die meisten sind uns wohlgesinnt.

Die Darmbewohner – je vielfältiger, desto gesünder

1 400 Bakterienspezies besiedeln die Därme aller Menschen, in einem einzelnen Darm lassen sich mindestens 160 Arten finden. Womöglich sind es sogar deutlich mehr: Erst kürzlich hat ein Forscherteam des britischen Wellcome Sanger Institute in Stuhlproben von 20 Personen 273 verschiedene Bakterienarten gefunden – 105 davon kannte man übrigens bis dahin noch nicht. (Eine andere Wissenschaftsgruppe desselben Instituts will mithilfe einer Genanalyse von mehr als 13 000 Stuhlproben sogar auf 2 000 neue Bakterienarten gestoßen sein. Allerdings: Nicht eine davon lässt sich im Labor kultivieren.)
So viele Arten an einem Ort, das bedeutet Vielfalt. Und genauso muss es sein. Denn auch wenn die Mikrobiomforscher die verschiedenen Querverbindungen und Wechselbeziehungen zwischen den mikrobiellen Bewohnern im Darm noch längst nicht im Detail verstanden haben, so lautet eine ihrer Kernbotschaften: Je mehr unterschiedliche Bakterienspezies es in unserem Darm gibt, desto robuster ist das mikrobielle Milieu in unserem Darm. Vermutlich sind nicht alle Bakterienarten gleichermaßen bedeutsam. Vieles spricht dafür, dass es auch das eine oder andere Unter-ferner-liefen-Bakterium gibt, dessen Aufgabe sich darauf beschränkt, einfach nur da zu sein und so seinen Beitrag zur Diversität zu leisten. Aber auch diese Mikroben sind für das Gesamtgefüge der Multikulti-Gesellschaft in unserem Darm anscheinend unverzichtbar.
Verdauung, Immunabwehr, Psyche – auf allen Ebenen läuft es für uns sehr viel besser, wenn die Diversität hoch ist. Man kann auch

sagen: Je vielfältiger es in unserem Darm zugeht, desto größer ist unsere Chance, gesund zu sein und gesund zu bleiben. Eine abnehmende Artenvielfalt hat dagegen zur Folge, dass die Bakteriengemeinschaft aus dem Lot gerät – der Verlust an Diversität ist also ein treibender Faktor für die Entstehung von Krankheiten. Übrigens können Sie viel zu einer hohen Diversität Ihres Darmvolks beitragen, indem Sie selbst offen für Vielfältigkeit sind – und zwar beim Essen: Sorgen Sie für viel Abwechslung bei Ihrem Speiseplan! Geben Sie Pflanzlichem aus Bio-Anbau (Ballaststoffe!) gegenüber Fleisch den Vorzug!

Info

KOLLEKTIV-GEDÄCHTNIS

Einseitige, ballaststoffarme Ernährung = artenarmes Mikrobiom: Dass diese Gleichung stimmt, haben eine Reihe von Studien bestätigt. Aber es hat sich auch gezeigt, dass man sich sogar nach jahrzehntelanger Fehlernährung Diversität wieder anessen kann – insbesondere, wenn man täglich viele Ballaststoffe in Form von Vollkornbrot und Vollkornreis, Gemüse und Obst zu sich nimmt und dies auch beibehält. Bleibt eine Änderung der Essgewohnheiten aus und folgen dann auch noch die nächsten Menschengenerationen dem schlechten Beispiel des Urahns, lässt sich das Darmmikrobiom ab der vierten Generation nicht mehr umstimmen. Die Forscher glauben deshalb, dass unser Darmvolk über eine Art Gedächtnis verfügt, das mit der Zeit immer schwerer veränderbar wird – bis es irgendwann gar keine Verschiebungen mehr zulässt.

Das Mikrobiom: stabiler als gedacht

Kann es tatsächlich sein, dass das Bakterienvolk eines knapp Dreijährigen schon weitgehend mit dem eines Erwachsenen übereinstimmt? Ja, die Mikrobenformation, die sich über drei Stufen in den Kleinkinderdärmen angesiedelt hat, wird sich für den Rest unseres Lebens kaum mehr verändern. 60 bis 70 Prozent davon sind sogar ziemlich konstant. Man könnte diesen Teil als festen Kern des Darmmikrobioms bezeichnen, denn auf äußere Einflüsse reagiert er kaum. Die restlichen 30 bis 40 Prozent befinden sich im fliegenden Wechsel, je nachdem, was auf sie einprasselt: ein bakterieller Infekt, Stress, tiefe Trauer, ein Schmerzmittel, Antibiotika, zu viel Fastfood, zu wenig Ballaststoffe – sogar, ob man viel, wenig oder keinen Sport treibt, formt mit. Es ist also nicht möglich, dass wir alle die gleiche Bakterienzusammensetzung haben. Eines haben wir aber doch gemeinsam: Im Normalfall ist das Mikrobiom bei jedem von uns stabiler, als man meinen könnte. Obwohl es nach jeder Mahlzeit, jedem Toilettengang, jedem Glas Wein oder Zug an der Zigarette einen regen Wechsel gibt, finden die Darmmikroben zu ihrer Grundformation zurück. Steigen wir jedoch von Weißbrot, Pommes und Pizza auf Vollwertkost um, zeigt sich ihre Anpassungsfähigkeit: In weniger als 24 Stunden stellen sie sich auf die neuen gesünderen Essgewohnheiten ein. Die Kehrseite dieser Anpassungsfähigkeit: Genauso schnell können sie Resistenzen gegen Antibiotika entwickeln.

Zwei sehr große und zwei ganz kleine Stämme

Zu den großen Zielen der Mikrobiomforschung gehört, eines Tages einen Überblick über sämtliche Darmbakterien, ihre jeweiligen Eigenschaften, Reaktionen und Interaktionen zu bekommen. Davon ist die Wissenschaft jedoch noch weit entfernt. Immerhin können die Gene einer Bakterienart, wenn man diese kennt, ganz gezielt gesucht werden. Und auch wenn man die Bakterienart noch nicht kennt, können die Forscher über die Gene auf ihre Spur kommen. Leider hat die genetische Analyse ihre Grenzen: Die Stämme der Bakterienarten (siehe Seite 79) lassen sich mit dieser Methode nicht auseinanderhalten, denn gerade bei ihnen können winzige Unterschiede darüber entscheiden, ob ihre Vertreter nützlich oder potenziell schädlich sind. Das Paradebeispiel ist die große Gemeinschaft der *Escherichia*-Arten: Es gibt viele harmlose Stämme von *E. coli*, die in unserem Darm eine Reihe von sinnvollen Aufgaben erfüllen. Aber es gibt auch die bösen Verwandten namens EHEC, EIEC, ETEC oder EaggEC, die starke Durchfälle bis hin zu schweren blutigen Darmentzündungen und sogar Multiorganversagen verursachen können.

Die *E.-coli*-Arten gehören zu den Enterobakterien, die wiederum eine große Untergruppe der *Proteobacteria* bilden (siehe Seite 39). *Proteobacteria* und *Actinobacteria* sind in Kinderdärmen gut vertreten, im Erwachsenenalter bilden sie nur noch kleine Einheiten. Die mit Abstand größten Abteilungen sind die *Bacteroidetes* und *Firmicutes*: Ihnen lassen sich mehr als 90 Prozent der Untergattungen und Arten zuordnen. Welche der beiden Abteilungen dominiert, ist nicht zuletzt eine Frage des Alters: Von der Pubertät an steht viele Jahre lang die *Bacteroidetes*-Gruppe an erster Stelle, bis sich mit 70, 75 Jahren die Arten der *Firmicutes* in den Vordergrund zu schieben beginnen. (Wenn *Firmicutes*-Stämme bereits in jüngeren Jahren die Bakterienwelt im Darm dominieren, kann die Folge Übergewicht sein.) Auch *Proteobacteria*, und zwar vor allem ihre potenziell krankmachenden Vertreter, spielen im höheren Lebensalter wieder eine größere Rolle. Ob die Verschiebungen eine Folge des Alterns oder das Altern eine Folge der (leicht) veränderten Bakterienlandschaft ist, wird gerade genauer untersucht. Leider nimmt, je älter wir werden, auch die Artenvielfalt im Darm ab – für Mikrobiologen einer der Gründe, weshalb wir im Alter anfälliger für Krankheiten werden. Besonders ausgeprägt ist der Verlust an Darmbakterienarten übrigens bei Menschen in Pflegeeinrichtungen, die zudem nur selten oder gar keinen Besuch bekommen – fördert Einsamkeit also auch noch eine Schwächung unseres Darmmikrobioms, möglicherweise weil kein Austausch über Körperkontakt mehr stattfindet?

Wer kein Biologe ist, wird sich mit dem Hierarchiedenken der biologischen Systematik schwertun (siehe Info Seite 79). Keine Sorge, für unser Thema genügt es, wenn Sie sich das Ganze ungefähr so vorstellen: Alle Bakterien, die zu einem Stamm oder einer Abteilung gehören, haben in ihrem Bauplan etwas Gemeinsames. Bei den Familien oder Arten haben die Mitglieder dagegen so viele Eigenschaften gemeinsam, dass man auch von engen Verwandten sprechen könnte. Sie haben dann zum Beispiel eine Vorliebe für die gleichen Kohlenhydrate und bauen sie auch auf ganz ähnliche Weise ab, sie nutzen die gleichen Kommunikationssignale, reagieren auf einen Impuls alle gleichzeitig und haben die gleichen Feinde und Freunde.

Die drei Enterotypen

Jeder von uns hat seine ganz eigene Sammlung aus Bakterien. Das stimmt – und stimmt auf eine gewisse Weise auch wieder

Info

STRENG HIERARCHISIERT

In der Biologie systematisiert man gern. Deshalb können auch Bakterien einen Stammbaum haben, den wir Ihnen hier am Beispiel der *Bacteroidetes* zeigen:
Domäne: Bakterien
Stamm (Phylum), Abteilung: *Bacteroidetes*
Klasse: *Bacteroidia*
Ordnung: *Bacteroidales*
Familie: *Bacteroidaceae*
Auf der Ebene der Enterotypen:
Gattung (Genus): *Bacteroides*
Art, Spezies (Species): zum Beispiel *Bacteroidetes fragilis*

nicht. 2011 veröffentlichte der Bioinformatiker Peer Bork vom Europäischen Laboratorium für Molekularbiologie in Heidelberg das Ergebnis einer Studie, an der mehr als 80 Wissenschaftler aus verschiedenen Ländern beteiligt waren, die Tausende von Stuhlproben untersucht hatten. Erstaunliches Ergebnis: Trotz der individuellen Vielfalt gibt es in der Bakterienwelt unseres Darms eine Ordnung – und die steht über allem. Egal von welchem Kontinent, welches Geschlecht und welches Alter, kurzum: Wir alle gehören einem von drei Typen an, die seitdem »Enterotypen« oder Darmtypen genannt werden. Die Forscher halten diese drei Darmtypen für so universell, dass sie sie sogar mit Blutgruppen vergleichen.

In jedem dieser Enterotypen dominiert eine andere Bakteriengattung: Beim Typ 1 sind es die *Bacteroides*, beim Typ 2 *Prevotella* und Typ 3 hat *Ruminococcus* als Hauptvertreter. Systematisch betrachtet gehören *Bacteroides* und *Prevotella* zur Abteilung der *Bacteroidetes*, *Ruminococcus* sind Vertreter der *Firmicutes*.
Die Aufgaben der drei Bakterientypen sind im Wesentlichen gleich: Sie alle spalten Nahrung auf, stellen Nährstoffe bereit, trainieren das Immunsystem, wirken an der Darmbarriere mit usw. Aber sie sind mit unterschiedlichen Eigenschaften ausgestattet. Dementsprechend haben sie einen etwas anderen Stoffwechsel, etwas andere Vorlieben und sie reagieren auch etwas anders auf Störfaktoren. *Bacteroides*-Bakterien können zum Beispiel von Antibiotika nahezu vollständig vernichtet werden, dagegen können *Ruminococcus* antibakteriellen Wirkstoffen besser trotzen. Im Folgenden möchten wir die drei Enterotypen kurz porträtieren.
Enterotyp 1: *Bacteroides*, seine Statthalter, mögen besonders gern tierisches Eiweiß und gesättigte Fettsäuren, deshalb findet man sie bevorzugt in Mikrobiomen von Menschen, die viel Wurst und Fleisch essen. Gleichwohl können *Bacteroides* auch sehr gut Ballaststoffe in energiereichen Zucker umwandeln. Außerdem sind sie ausgezeichnete Vitamin-Produzenten, allen voran Vitamine der B-Familie und Vitamin C. Nach einer Antibiotikatherapie kann es deshalb zu einem Mangel an B-Vitaminen kommen, insbesondere zu einem Mangel an Biotin (Vitamin B_7).
Enterotyp 2: Seine Hauptbakteriengattung *Prevotella* kommt sehr viel häufiger bei Vegetariern vor als bei den beiden anderen Enterotypen. Die Spezialität von *Prevotella* ist der Abbau von Proteinen und von Kohlenhydraten, und zwar sowohl von eher einfachen Zuckern als auch von Ballaststoffen. Zudem produzie-

ren *Prevotella* ebenfalls einige Vitamine, insbesondere Vitamin B_1 (Thiamin) und Folsäure. Derzeit wird untersucht, ob *Prevotella* auch eine Rolle bei der Entstehung eines Reizdarms spielen könnten, da sie Schleimstoffe im Darm abbauen können.

Enterotyp 3: Dieser Enterotyp ist mit Abstand am häufigsten, denn die *Ruminococcus* sind für sämtliche Essgewohnheiten nützlich: für Fleischliebhaber ebenso wie für Vollwertkostesser, Vegetarier und Veganer. So können sie unter anderem sehr gut Zuckermoleküle, die bei der Proteinverdauung anfallen, verwerten und gleichzeitig Zellulose verdauen – den Hauptbestandteil pflanzlicher Zellwände. Aus ihnen produzieren sie dann kurzkettige Fettsäuren, wie zum Beispiel Buttersäure.

Auf der Suche nach Antworten

Erhalten Betroffene von chronisch-entzündlichen Darmerkrankungen und anderen chronischen Erkrankungen durch die Erkenntnisse über die Enterotypen endlich Antworten, die therapeutisch genutzt werden können? Darüber ist sich die Fachwelt nicht einig. Natürlich bietet es sich an, gewissenhaft zu prüfen, ob etwa der eine Enterotyp mehr als der andere eine Veranlagung zu bestimmten Krankheiten oder zu überschüssigen Pfunden im Gepäck hat. Beides wird zum Beispiel dem Enterotyp 1 unterstellt: Zum einen, weil er eine geringere Bakterienvielfalt hat als die beiden anderen Darmtypen – was, wie Sie bereits wissen, bedeuten könnte, dass man anfälliger für Krankheiten ist. Konkret werden derzeit chronisch-entzündliche Darmerkrankungen mit diesem Enterotypen in Verbindung gebracht. Dass sie unter Verdacht geraten sind, Übergewicht zu fördern, liegt zum anderen daran, dass die *Bacteroides*-Bakterien von allen Hauptbakterien die Nahrung am gründlichsten aufspalten und so auch mehr Energie aus ihr gewinnen können. Handfeste Beweise gibt es dafür bislang nicht. Und so stellt sich gerade der eine oder andere Mikrobiologe die Frage, wie zielführend Analysen des Darmtyps tatsächlich sind. Um darauf eine fundierte Antwort geben zu können, muss noch viel Forschungsarbeit geleistet werden.

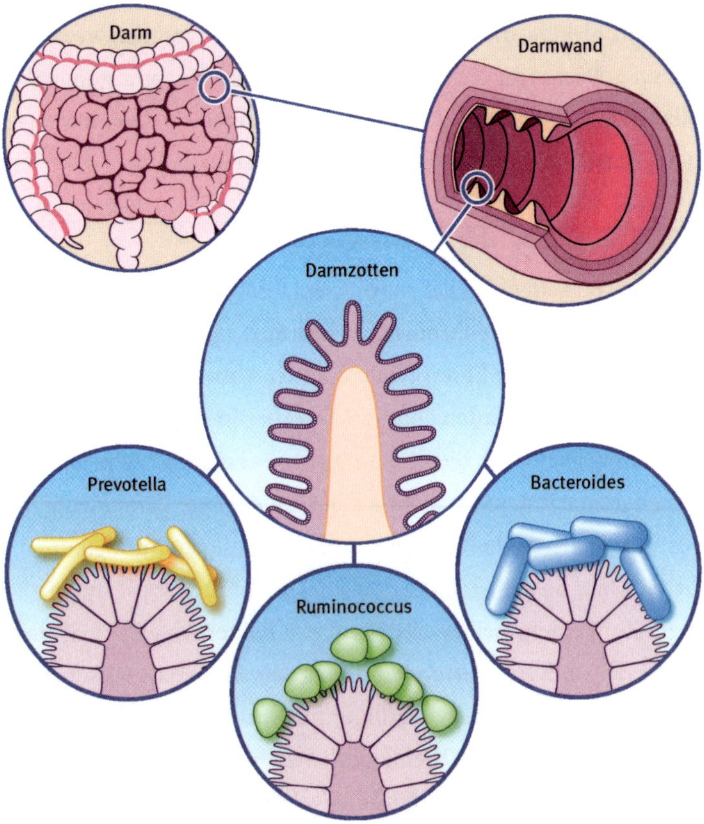

Alle Menschen gehören zu einem von drei Enterotypen. Die jeweiligen Hauptkeime sind Prevotella, Ruminococcus und Bacteroides.

OHNE ANTIBIOTIKA GEHT ES NICHT

Darmbakterien sind widerstandsfähig, sie passen sich an, sie rücken wieder zusammen, wenn sie etwas durcheinandergewirbelt wurden – aber es gibt Substanzen, die ihnen wirklich schwer zusetzen können. Nicht so drastisch, dass am Ende keines mehr übrig bleibt. Aber einige Monate kann es schon dauern, bis die Bakterienwelt wieder weitgehend ihre gewohnte Ordnung aufgestellt hat. Schwere Turbulenzen im Ökosystem unseres Darms gehen auf das Konto von Bakterien, denn sie produzieren einen Großteil der störenden Stoffe. Diese Bakterien nutzen Tetrazykline und Co. als Waffen im Kampf gegen andere Bakterien, um die Oberhand zu behalten. Wir Menschen haben während des Zweiten Weltkriegs damit begonnen, diese Substanzen als Antibiotika industriell zu produzieren; seitdem setzen wir sie überaus erfolgreich im Kampf gegen bakterielle Infektionen ein. Mit Antibiotika sichern die Bakterien also nicht nur ihr eigenes Überleben, sondern sie können auch uns Menschen vor dem Tod bewahren – vorausgesetzt, diese drei Punkte sind gewährleistet:

- Antibiotika werden ausschließlich gegen bakterielle Krankheitserreger eingesetzt, gegen Viren sind sie machtlos.
- Da jedes Antibiotikum (beziehungsweise jede Substanzklasse) sein ganz eigenes Wirkspektrum hat, wirkt es auch nur gegen bestimmte Keime. Wenn es »passt«, kann es diesen Bakterien auf unterschiedliche Weise Schaden zufügen: Entweder es zerstört ihre Zellwand und tötet sie damit ab, oder es hindert sie daran, sich zu vermehren. Den Rest erledigt das Immunsystem, indem es die übrig gebliebenen Krankheitserreger eliminiert. Auf diese Weise gehen schwere Krankheiten

wie eine Blutvergiftung oder eine bakterielle Lungenentzündung, die rechtzeitig mit Antibiotika behandelt werden, oft glimpflich aus. Und auch bei großen offenen Operationen verlässt man sich darauf, dass Antibiotika potenzielle Komplikationen, wie zum Beispiel eine Infektion der Wunde, buchstäblich im Keim ersticken.

- Das Antibiotikum muss zum Patienten passen. Beispielsweise gibt es Antibiotika, die von Kindern oder Senioren schlechter vertragen werden als andere. Oder es besteht eine Allergie. Dann können schon wenige Minuten nach der Einnahme eine allergische Reaktion und im schlimmsten Fall ein anaphylaktischer Schock auftreten. Glücklicherweise ist es meist möglich, auf ein anderes Antibiotikum auszuweichen; doch der Arzt muss vor Beginn der Behandlung wissen, dass und auf welches Antibiotikum sein Patient allergisch reagiert. Deshalb ist ein Allergietest notwendig, wenn Sie während einer Antibiotika-Therapie plötzlich ungewohnte Erscheinungen wie einen Hautausschlag oder Wassereinlagerungen im Gewebe beobachten.

Antibiotika gefährden unsere Darmbewohner

Die Einnahme eines Antibiotikums kann mit Nebenwirkungen verbunden sein. Die häufigste Begleiterscheinung: Durchfall. Er muss nicht unbedingt schlimm sein. Aber er zeigt an, dass in unserem Darm etwas Ungutes vor sich geht.
Fakt ist: So zuverlässig ein Antibiotikum gefährliche Krankheitserreger abtötet, so treffsicher wirkt das Medikament tief in die

Info

WIE DER ZUFALL DIE MEDIZIN VERÄNDERT HAT

Mit einem Zufall fing alles an: 1928 legte der schottische Bakteriologe und spätere Nobelpreisträger Alexander Fleming (1881–1955), der am Londoner St. Mary's Hospital arbeitete, eine Nährbodenplatte an, auf die er Staphylokokken gab. Allerdings vergaß er sein Vorhaben und begab sich stattdessen in die Sommerferien. Wie gut für uns alle. Denn als Fleming zurückkam, war auf dem Nährboden ein Schimmelpilz gewachsen – und dort, wo er mit den Staphylokokken in Berührung gekommen war, gab es nun keine Bakterien mehr. Weitere Versuche zeigten Fleming, dass die Stoffwechselprodukte, die der Schimmelpilz abgab, zwar nicht alle, aber immerhin alle grampositiven Bakterien (siehe Seite 218) abtöteten. Zudem fand Fleming heraus, dass diese Substanz, die er fortan Penicillin nannte, weder für uns Menschen noch für Tiere giftig ist. In den USA begann man schließlich mit der industriellen Herstellung des Penicillins im großen Stil; hiervon profitierten zunächst vor allem die amerikanischen Soldaten, die im Zweiten Weltkrieg verwundet wurden. Der Grundstein für den Siegeszug der Antibiotika in der Medizin aber war gelegt – zumal man inzwischen erkannt hatte, dass auch Bakterien hervorragende Produzenten von antibakteriellen und damit therapeutisch höchst wertvollen Wirkstoffen wie Streptomycin, Aureomycin oder Tetrazyklinen sein können. Übrigens warnte schon Alexander Fleming vor der Gefahr, dass die Mikroben bei unsachgemäßer Anwendung resistent gegen Antibiotika werden können. Deshalb formulierte er für die Nachwelt all die wichtigen Einnahmeregeln, die bis heute in der Therapie mit Antibiotika Standard sind – oder zumindest sein sollten.

Bakterienwelt unseres Darms hinein. Auf seinem Feldzug gegen Keime macht es auch vor so nützlichen Darmbewohnern wie den Bifidobakterien oder Laktobazillen nicht halt – woher soll es auch wissen, welche Arten es uns zuliebe verschonen sollte.

Durch den Verlust der Vielfalt verschiebt sich das Gleichgewicht in Richtung Bakterien, die das Potenzial haben, uns krank zu machen. Sie besetzen die frei gewordenen Plätze und sind nun in der Überzahl. Ein Teil von ihnen hat Strukturen oder Stoffwechselprodukte im Gepäck, die uns auf direktem Weg Bauchgrummeln und Durchfall bescheren. Andere Bakterien sind zwar noch vor Ort, aber sie haben wichtige Fähigkeiten verloren. Dann können sie vielleicht bestimmte Kohlenhydrate nicht mehr so gut verdauen oder sie schränken die Bildung von Vitaminen ein.

Gefährlich wird es, wenn auf die Antibiotikatherapie eine Infektion mit *Clostridioides difficile* (früher *Clostridium difficile*) folgt. In den letzten 15 Jahren haben diese schweren Darmerkrankungen vor allem in den USA und Europa erheblich zugenommen – und es sterben derzeit deutlich mehr Menschen als früher daran. Das Risiko steigt, wenn die Patienten noch an einer anderen (chronischen) Krankheit leiden, die Schleimhaut ihres Darms chronisch entzündet ist oder wenn ihr Immunsystem geschwächt ist; ihr Mikrobiom war dann schon vor der Behandlung sehr viel instabiler und damit angreifbarer. Auch ältere Menschen, Patienten im Krankenhaus und kleine Kinder sind etwas mehr als andere durch Clostridien gefährdet. (Für kleine Kinder ist der Einsatz von Antibiotika auch deshalb heikel, weil die durch sie hervorgerufene Dysbiose dringend im Verdacht steht, eine der entscheidenden Mitverursacher zu sein, dass sie später eine Allergie oder eine Autoimmunerkrankung entwickeln.)

Info

DIE WEGE EINER BAKTERIELLEN DARMINFEKTION

Eine Darminfektion kann zwei Wege nehmen:

- Es werden fremde Keime eingeschleppt, die normalerweise nicht zu unserem Darmvolk gehören – das kommt zum Beispiel vor, wenn wir sie unfreiwillig mitessen. Salmonellen sind die häufigsten Übeltäter, im Hähnchenfleisch oder in Hühnereiern tummeln sie sich besonders gern. Zu ihren besonderen Eigenschaften gehört, dass sie die Bedingungen im Darm sehr effektiv nutzen können, um sich blitzschnell zu vermehren – und uns dann für einige Tage richtig krank machen. Im schlechtesten Fall kann es sogar zu einer Epidemie kommen. Das ist hierzulande das letzte Mal 2011 passiert, als der krankmachende Stamm der *E.-coli*-Bakterien EHEC eine schwere Lebensmittelkrise auslöste, weil plötzlich mehrere Tausend Menschen an einer durch ihn ausgelösten schlimmen Durchfallerkrankung litten. Die Auswirkungen waren verheerend. Einige Patienten behielten bleibende Nierenschäden und mehr als 50 Kranke starben. Ob tatsächlich rohe Sprossen von einem kleinen Biohof in Niedersachsen die Verursacher waren, ist bis heute umstritten.
- Es gibt Bakterien, die wie *Clostridioides difficile* in unserem Darm leben, ohne auffällig zu werden. Erst wenn das Gleichgewicht im Bakterien-Mikrokosmos gestört ist, etwa durch eine Behandlung mit Antibiotika, kann dieses Bakterium gefährlich werden.

Unabhängig davon, wie Bakterien zu Bösewichtern werden: Ihre krankmachende Wirkung geht meist auf ihren Stoffwechsel zurück. Sie bilden Gifte, sogenannte Toxine, die zellschädigend wirken und dann zum Ausgangspunkt für die Beschwerden werden.

Krank durch Antibiotika

Es kann sein, dass das für die Clostridieninfektion verantwortliche Bakterium schon länger im Darm gesessen hat. Solange es genug andere Bakterien in Schach halten – kein Problem. Sind die Gegenspieler jedoch dem Antibiotikum zum Opfer gefallen, produzieren die *Clostridioides difficile* gefährliche Gifte, die die Darmwand angreifen und zu heftigen, mitunter blutigen Durchfällen führen. Lebensbedrohlich wird es, wenn der entzündete Dickdarm aufbläht und ein Durchbruch der Darmwand droht. Einige Antibiotika erhöhen das Risiko für eine Clostridieninfektion in besonderem Maße; dazu gehören zum Beispiel Cephalosporine, Fluorchinolone oder Clindamycin. Außerdem hat man beobachtet, dass Menschen, die wegen ihres Sodbrennens dauerhaft Protonenpumpenhemmer einnehmen, häufiger betroffen sind. Vielleicht spielt aber auch unsere Ernährung eine Rolle. Eine amerikanische Forschergruppe aus Houston in Texas hat herausgefunden, dass es wohl einen ganz konkreten Grund gibt, weshalb sich in den letzten Jahren zwei besonders aggressive Clostridienstämme so rasant verbreitet haben. Beide nutzen nämlich den Zweifachzucker Trehalose als Energiequelle – schon winzige Mengen genügen ihnen. Und Trehalose wird in den USA seit 2000 und in Europa seit 2001 von der Lebensmittelindustrie als Zuckeraustauschstoff zum Beispiel in Speiseeis und Konfitüren oder als natürliches Frostschutzmittel in tiefgekühlten Erdbeeren genutzt. Wenn das stimmt, hätte man schon mal einen recht einfachen Weg gefunden, um die Menschen vor den gefährlichen Clostridienstämmen zu schützen – die Lebensmittelindustrie müsste künftig lediglich auf Trehalose verzichten.

Hilfe gegen Clostridien

Haben Clostridien eine Infektion ausgelöst, muss das Antibiotikum, das mutmaßlich den Weg in die Erkrankung gebahnt hat, sofort abgesetzt werden. Meist reicht diese Maßnahme jedoch nicht aus und es kommen spezielle Antibiotika zum Einsatz. Seit 2018 ist auch ein monoklonaler Antikörper namens Bezlotoxumab zugelassen, der das Gift der Clostridien neutralisiert und in Kombination mit den spezifisch gegen die Clostridien wirkenden Antibiotika verabreicht wird. In schweren Fällen oder bei mehrfach wiederkehrenden Clostridieninfektionen (Clostridien können Sporen bilden, wodurch sie eine höhere Resistenz als viele andere Bakterien haben; sie können deshalb auch nach einer erfolgreichen Therapie wieder aufkeimen) setzen die Ärzte jedoch inzwischen immer öfter auf die Darmbakterienspende eines Gesunden. Hierfür übertragen sie fremden Stuhl in den Darm des erkrankten Patienten. Die Möglichkeit, mit einer Stuhltransplantation (auch fäkaler Mikrobiomtransfer genannt) schwächelnde Mikrobiome aufzupäppeln und so vielleicht eine neue Waffe im Kampf gegen eine Vielzahl von Krankheiten in die Hand bekommen zu haben, elektrisiert derzeit die Fachwelt. Auf Seite 175 gehen wir noch mal genauer darauf ein. Der Behandlungserfolg von Stuhltransplantationen zur Bekämpfung von Clostridieninfektionen ist beachtlich: Fast alle Patienten werden wieder gesund und sind in der Regel auch vor Rückfällen gefeit.

Zum Aussterben verurteilt durch Antibiotika

Dass Bakterienarten durch eine Antibiotikabehandlung nicht nur vorübergehend aus dem Darmvolk hinausgedrängt werden, sondern durch sie sogar für immer verloren gehen können, wurde im Oktober 2018 von einem internationalen Forscherteam aus Deutschland, Dänemark und China aufgedeckt. Die Wissenschaftler wollten wissen, wie sich eine Therapie mit Breitbandantibiotika auf das Zusammenspiel der Darmbakterien auswirkt. Der Einsatz eines Breitbandantibiotikums, das gleich mehrere Bakterienarten eliminieren kann, wird eigentlich nicht mehr gern gesehen. Inzwischen weiß man, dass gerade die Antibiotika, die sich gegen ein breites Spektrum an Bakterien richten, das Wachstum resistenter Bakterien in Geweben begünstigen, die nicht von einer Infektion betroffen sind, allen voran im Darm. Deshalb werden Breitbandantibiotika am besten nur noch in der Akutphase einer bakteriellen Erkrankung eingesetzt, bis das Laborergebnis verrät, welcher Erreger die Krankheit verursacht hat; dann wechselt man auf das Antibiotikum, das nun ganz gezielt gegen den Erreger wirkt. Für ihre Studie verordneten die Forscher zwölf gesunden jungen Männern vier Tage lang einen Cocktail aus drei verschiedenen, stark wirksamen Antibiotika. Danach untersuchten die Wissenschaftler sechs Monate lang regelmäßig die Mikrobiome ihrer Probanden mithilfe der DNA-Sequenzierung: welche Bakterienarten vernichtet wurden, welche blieben, welche wann wiederkamen. Für die Gene in den Bakterien interessierten sie sich ebenfalls. Die Gene-Schau förderte keine besondere Überraschung zutage: Wie erwartet, hatte sich die Anzahl der Resistenzgene, mit denen sich die Darmbakterien gegen die Antibiotika zur Wehr setzen, deutlich erhöht. Und: Ein Großteil der Bakterienarten hatte die chemische Keule wirklich nicht überstanden. Aber einige erwiesen sich als wahre Überlebenskünstler: Sie tauchten einfach so lange ab, bis wieder bessere Zeiten anbrachen. Dafür machten sie sich ganz klein und verwandelten sich in Sporen, ohne ihre ursprünglichen Eigenschaften zu verlieren. Während der nächsten Monate konnten die Wissenschaftler beobachten, wie stufenweise eine Art nach der anderen wiederkam: erst viele krankmachende, dann immer mehr nützliche Bakterien. Bis sich das antibiotikageplagte Darmvolk wieder erholte, dauerte es ein halbes Jahr. Wobei die Regeneration nur fast gelang: Einige Bakterienarten, die vorher zum Darmmikrobiom gehört hatten, blieben für immer verschwunden. Nun gibt es neue Fragen zu klären, wie: Kann das Mikrobiom den Verlust kompensieren? Oder bleibt es dauerhaft geschwächt? Wie wirkt sich das auf unseren Stoffwechsel oder auf unsere Abwehrkräfte aus?

Alarmstufe Rot: resistent gewordene Bakterien

Jedes Jahr sterben viele Tausend Menschen durch Bakterien, denen alle standardisierten Antibiotika nichts anhaben können – sie sind resistent geworden. Das heißt: Sie haben Abwehrmaßnahmen gegen die antibakteriell wirkenden Medikamente entwickelt und lassen sich nun nicht mehr damit bekämpfen. Die Entstehung und Ausbreitung dieser Resistenzen haben sich weltweit zu einem gravierenden Problem entwickelt: Inzwischen stehen gegen immer mehr bakterielle Infektionen keine wirksamen Antibiotika mehr zur Verfügung. Die zwei wichtigsten Ursachen für die Resistenzen sind die massenhafte Verwendung von Antibiotika in der Tierzucht und der unbedachte Einsatz in der Vergangenheit. Besonders ins Gewicht fällt die jahrelange Untugend, Erkältungen mit Antibiotika zu behandeln – harmlose Infekte, die nicht nur von selbst wieder verschwinden, sondern die auch in den meisten Fällen durch Viren verursacht werden. Und gegen

Info

DÜMMER DURCH ANTIBIOTIKA?

Wenn Mäuse hoch dosiert Antibiotika erhalten, sodass fast alle Bakterien in ihren Därmen abgetötet werden, sind ihre Gehirnfunktionen beeinträchtigt, ihr Gedächtnis lässt dramatisch nach. Zudem werden deutlich weniger neue Nervenzellen gebildet und viele Immunzellen gehen verloren. Inwieweit sich dieses Ergebnis einer Studie von 2016 auf uns Menschen übertragen lässt, ist allerdings fraglich, zumal wir nicht mit derart hohen Dosen behandelt werden. Wer also behauptet, dass Antibiotika zu einer eingeschränkten Gedächtnisleistung beitragen könnten, schürt vor allem unnötige Ängste. Vermutlich lassen sich die einzelnen Antibiotika ohnehin nicht über einen Kamm scheren. So testen Forscher der Berliner Charité zum Beispiel gerade an 160 Probanden, ob ein bestimmtes Antibiotikum (Minozyklin aus der Gruppe der Tetrazykline) Menschen mit einer Depression helfen könnte, die auf die herkömmlichen Medikamente nicht ansprechen. Unter anderem erhoffen sich die Wissenschaftler von dem Medikament, dass es Störungen des limbischen Systems (das ist die Funktionseinheit im Gehirn, die unter anderem für die Verarbeitung unserer Gefühle zuständig ist) entgegenwirkt, die als eine der Ursachen für Depression ausgemacht wurden.

sie können Antibiotika nun einmal nichts ausrichten. Auch eine falsche Anwendung kann schuld sein, etwa dass eine Antibiotikatherapie zu früh beendet wird, zu niedrig dosiert ist oder die Einnahme unregelmäßig erfolgt (siehe Seite 94 f.).

Hilfe aus der Natur

Eine große Lösung ist derzeit nicht in Sicht. Aber für leichte Infekte etwa der Atemwege oder Harnwege könnten pflanzliche Antibiotika ein Weg aus dem Resistenz-Dilemma sein. Sie können Bakterien nämlich gleich an mehreren Stellen angreifen und so verhindern, dass die Erreger Resistenzen bilden können. Und: Pflanzliche Antibiotika greifen auch bei langfristiger Einnahme nicht unser Bakterienvolk im Darm an.

Hier drei Beispiele, denen Studien bescheinigen, dass sie das Potenzial haben, Bakterien (und Viren) abzutöten:

Knoblauch *(Allium sativa)* verdankt seine gesundheitsfördernden Eigenschaften vor allem seinem hohen Gehalt an Schwefelverbindungen, von denen das Alliin eine wichtige Rolle spielt. Wird das Fleisch einer Zehe zerdrückt, wird das Enzym Alliinase freigesetzt und wandelt Alliin in Allicin um. Allicin wirkt einerseits gegen Bakterien, Pilze und Viren, andererseits senkt es unter anderem erhöhte Blutfettwerte, beugt Arteriosklerose vor und lindert Erkältungskrankheiten.

Die scharfe Wurzel von **Meerrettich** *(Armoracia rusticana)* enthält Senföle, die Isothiocyanate freisetzen. Diese Stoffe wirken antibakteriell und nebenbei auch noch schleimlösend. Dass sie Staphylokokken, Streptokokken und Enterokokken abtöten können, ist inzwischen durch Studien belegt. Die eigentliche Domäne der Meerrettichwurzel sind Erkältungskrankheiten, Nebenhöhlenentzündungen und Harnwegsinfekte. Dabei profitiert das Immunsystem auch vom Vitamin-C-Gehalt der Wurzel, der doppelt so hoch ist wie der einer Zitrone. Leiden Sie an Magen- oder Darmgeschwüren, sollten Sie vor der Einnahme Ihren Arzt fragen.

Cranberrys *(Vaccinium macrocarpon)* enthalten Stoffe, die sich wie ein Film über die Schleimhaut der Blase legen, sodass sich Krankheitserreger, allen voran *E. coli*, dort nicht mehr anheften können. Aktuellen Studien zufolge ist die Wirksamkeit bei akuten Harnwegsinfekten wohl doch nicht so gut wie lange geglaubt. Belegt ist der Therapieeffekt von Cranberry-Extrakt aber bei wiederkehrenden Blasenentzündungen. Alternativen sind Präparate aus Bärentraubenblättern (nur eine Anwendung pro Monat!), Kapuzinerkressekraut und Meerrettichwurzel.
Auch die Leitlinien raten dazu, es bei wiederkehrenden Harnwegsinfekten erst einmal mit diesen Mitteln zu versuchen, bevor man zu Antibiotika greift. Bei einem heftigen Krankheitsverlauf sind pflanzliche Antibiotika jedoch keine Option. Im Gegenteil: Sie können sogar schlimmen Schaden anrichten, wenn man dadurch zu lange wartet, die stärker wirksame chemische Variante einzunehmen. Und weil es derzeit keine Alternative zu Antibiotika gibt, wenn wir es mit schweren bakteriellen Infektionen zu tun haben, müssen wir im Zweifelsfall bereit sein, unsere guten Bakterien zu opfern.

Antibiotika einnehmen – immer mit Bedacht!

Zum Schluss noch ein paar Tipps, wie sich Unannehmlichkeiten durch Antibiotika minimieren und resistenzfördernde Anwendungsfehler vermeiden lassen. Das Wichtigste zuerst: Wird Ihnen ein Antibiotikum verordnet, haben Sie keine Angst davor, es einzunehmen. Dann hat Ihr Arzt erkannt, dass Ihre Erkrankung potenziell gefährlich ist, und entschieden, dass es deshalb besser ist, mögliche Nebenwirkungen in Kauf zu nehmen. Während der Therapie sollten Sie aber Folgendes beherzigen:

- Halten Sie sich an die vorgegebenen Einnahmezeiten. Dreimal täglich bedeutet zum Beispiel alle acht Stunden.
- Nehmen Sie das Antibiotikum so lange ein, wie es Ihnen verordnet wurde. Die Behandlungsdauer hängt von vielen Faktoren ab, zum Beispiel vom Erregertyp oder vom Verlauf der Krankheit. All das muss Ihr Arzt entscheiden. Aber welche Anwendungsdauer auch immer er für Sie vorgesehen hat: Selbst wenn Sie sich bereits besser fühlen, ist es wirklich wichtig, dass Sie die Behandlung bis zum Ende fortführen, andernfalls riskieren Sie Resistenzen.
- Nehmen Sie kein Antibiotikum, das anderen verschrieben wurde. Geben auch Sie niemandem Ihr Antibiotikum – selbst dann nicht, wenn die Symptome sehr ähnlich sind.
- Manche Getränke verändern die Wirkung bestimmter Antibiotika, zum Beispiel Milch, Grapefruitsaft und alle alkoholischen Getränke. Nehmen Sie das Antibiotikum am besten mit Wasser ein.
- Teilen Sie Ihrem Arzt mit, wenn Sie eine Auffälligkeit wie eine Nebenwirkung bemerken.
- Eine wirksame Wiederaufbaumaßnahme nach Beendigung der Antibiotikatherapie sind Probiotika (siehe Seite 211), mit denen die guten Bakterien gestärkt werden können. Anders als immer wieder empfohlen wird, ist der Nutzen von Probiotika am größten, wenn sie im Anschluss, und nicht während der Einnahme von Antibiotika eingenommen werden. Der Grund ist einleuchtend: Auch die über die Probiotika zugeführten Bakterien würden, wie ihre ortsansässigen Kollegen, umgehend Opfer des Antibiotikums und könnten also gar nicht wirken.

Info

ANTIBIOTIKUM AUS DER NASE

Und wenn wir einfach unsere eigenen Mikrobiome als Quelle für die Entwicklung neuer Antibiotika nutzen? Ein Forscherteam um Andreas Peschel von der Universität Tübingen hat gerade zwei Studien abgeschlossen, die nahelegen, dass dieser Weg machbar ist. Fündig geworden sind die Wissenschaftler in der Nasenschleimhaut: Hier ist das Bakterium *Staphylococcus lugdunensis* angesiedelt. Es produziert ein Antibiotikum, das gegen multiresistente Stämme von *Staphylococcus aureus* wirkt – dem gefährlichsten der Staphylokokken-Gemeinschaft. Staphylokokken vom Typ *aureus* hat jeder Dritte von uns in den Nasenhöhlen. Leider können darunter auch Antibiotika-resistente Stämme sein – sogenannte Methicillin-resistente *Staphylococcus aureus* oder MRSA. Sie können sich ausbreiten und eine schwere Infektion hervorrufen, wenn Menschen ein geschwächtes Immunsystem haben oder mit Antibiotika behandelt wurden. Allerdings haben längst nicht alle Menschen *Staphylococcus-aureus*-Bakterien in der Nasenschleimhaut. Der Grund: Es befinden sich genug gute *Staphylococcus-lugdunensis*-Bakterien vor Ort. Sie produzieren das Peptid Lugdunin, das gezielt das Wachstum von *Staphylococcus aureus* hemmt. So schützen sie das Nasenmikrobiom vor einem größeren Befall mit den bösen Staphylokokken. Die Forscher hoffen, dass es bald möglich ist, Risikopatienten präventiv mit Lugdunin-bildenden Bakterien zu besiedeln, um eine MRSA-Infektion zu verhindern. Ein solches »Präzisions-Probiotikum«, wie die Forscher das neue Antibiotikum nennen, befindet sich bereits in der Entwicklung.

Schaden auch andere Medikamente dem Mikrobiom?

Die Fachwelt ist ziemlich sicher, dass das der Fall ist. Möglicherweise haben sogar Allerweltsmittel wie Schmerztabletten oder Blutdrucksenker das Potenzial, Darmbakterien an ihrem Wachstum zu hindern oder sie direkt abzutöten. Wenn das stimmt, könnten also auch nicht-antibiotische Mittel eine ungute Verschiebung innerhalb der Bakteriengemeinschaft hervorrufen. Anhaltspunkte gibt es. So verursacht manch ein Medikament nicht nur Magenprobleme, sondern auch Durchfall.

Die bislang größte Studie, für die Forscher des Europäischen Laboratoriums für Molekularbiologie in Heidelberg knapp 1 100 Arzneistoffe prüften, scheint die Vermutung zu bestätigen: Einige Psychopharmaka, Blutdrucksenker, Antihistaminika und Schmerzmittel, aber auch Metformin, eines der wichtigsten Mittel für Typ-2-Diabetiker zur Regulierung ihres Blutzuckers, können zu einer Verminderung der Bakterienartenvielfalt beitragen. Mancher Wirkstoff schädigt sogar zehn und mehr Arten auf einmal. Cholesterinsenker (Statine), Blutgerinnungshemmer, die »Pille«, einige Abführmittel und Protonenpumpenhemmer gehören ebenfalls dazu. Ein Großteil der getesteten Medikamente wird regelmäßig über längere Zeit, mitunter lebenslang eingenommen. Das lässt darauf schließen, dass die Schieflage im Darmmikrobiom mindestens so lange anhält, wie das Mittel geschluckt wird – wenn sie bei Dauergebrauch nicht sogar manifest wird und dann den Weg für Erkrankungen bahnt.

Die Forscher fanden aber noch mehr Erstaunliches heraus. Einige der getesteten Medikamente konnten Darmbakterien dazu bringen, resistent gegen Antibiotika zu werden. Aber man muss hinzufügen: Hier steht die Forschung noch ganz am Anfang. Ob man einem großen oder einem kleinen Problem auf die Spur gekommen ist – vollkommen unklar. Es kann auch sein, dass gar kein Problem vorliegt. Die Heidelberger halten es nämlich für möglich, dass am Ende eine geniale Strategie dahinterstecken könnte. Ihre These: Vielleicht ist es für den Therapieeffekt ja gerade wichtig, wenn die eine oder andere Bakterienart (vorübergehend) schachmatt gesetzt wird? Dazu könnte passen, auf was wir bereits auf Seite 41 hingewiesen hatten, nämlich dass Medikamente manchmal nur so wirksam sind, wie unsere Darmbakterien es erlauben. Man könnte aber auch versuchen, sich ihre schädigende Wirkung auf Keime zunutze zu machen, und neue Waffen gegen Bakterien entwickeln.

Protononenpumpenhemmer – weniger harmlos als gedacht

Protononenpumpenhemmer oder (Magen-)Säureblocker galten lange Zeit als harmlos. Deshalb wurden sie häufig von Ärzten verschrieben und von Patienten – nicht selten ohne medizinisch sinnvollen Grund – über Jahre hinweg eingenommen. In niedriger Dosierung erhält man sie seit einigen Jahren rezeptfrei in der Apotheke. Nach wie vor zählen sie zu den zehn weltweit am häufigsten eingesetzten Medikamenten. Ein Protonenpumpenhemmer ist immer dann eine therapeutische Option, wenn es darum geht, die Säurebildung im Magen zu hemmen, etwa bei Sodbrennen oder bei der Refluxkrankheit, aber auch bei Magenschleimhautentzündungen und Magen- oder Zwölffingerdarmgeschwüren. Außerdem wird das Mittel zum Schutz des Magens verordnet, etwa wenn eine Zeit lang bestimmte Schmerzmittel (wie Ibuprofen, Diclofenac, Naproxen oder Acetylsalicylsäure) eingenommen werden müssen, die das Risiko erhöhen, dass sich ein Magen- oder Zwölffingerdarmgeschwür bildet. Mittlerweile ist mehr über mögliche (Langzeit-)Nebenwirkungen bekannt – allen voran der Verlust von Bakterienarten und generell massive Verschiebungen innerhalb des Darmmikrobioms. Das deckt sich mit der Beobachtung, dass Menschen, die das Mittel dauerhaft einnehmen, anfälliger für Darminfektionen sind. Vor allem das Risiko für eine *Clostridioides-difficile*-Infektion steigt – wenn auch nicht so stark wie befürchtet; das hat gerade eine kanadische Langzeitstudie (COMPASS-Studie) ergeben. Verschärft wird die Problematik, weil der Schutzwall durch die Magensäure weitgehend außer Kraft gesetzt ist und so krankmachende Bakterien in Richtung Darm passieren lässt, die normalerweise sehr effektiv abgefangen würden. Hinzu kommt, dass Säureblocker den Magen empfindlicher machen können, statt ihn zu beruhigen. Wissenschaftler der Universität Hamburg haben herausgefunden, dass die langfristige Einnahme von Magensäureblockern das Risiko für Knochenbrüche erhöht. Denn nur mithilfe von Magensäure können wir das knochenstärkende Kalzium aus der Nahrung nutzen. Dem Osteoporose-Risiko lässt sich jedoch entgegenwirken, wenn der Arzt zum Protonenpumpenhemmer auch ein adäquates Kalziumpräparat verordnet.

Unser Rat: Wer nicht auf die regelmäßige Einnahme von Magenschutztabletten verzichten kann oder darf (generell sollte die Einnahme nicht abrupt beendet, sondern ausgeschlichen werden), sollte gezielt einer darmfreundlichen Ernährung (siehe ab Seite 200) den Vorzug geben.

Info

GEFÄHRLICHE CLOSTRIDIENINFEKTION

Wie bedrohlich eine Invasion von Clostridien im Darm sein kann, musste ein Patient erleben, der wegen seiner gesundheitlichen Probleme ohnehin schon viel mitgemacht hatte. Der 54-jährige Allgäuer hatte jahrelang unter einer dialysepflichtigen Nierenerkrankung gelitten; 2007 war ihm deshalb eine neue Niere transplantiert worden. Der Eingriff war erfolgreich, aber die Medikamente, die der Patient nun einnehmen musste, damit sein Immunsystem das neue Organ nicht als fremd einstuft und abstößt, schwächten seine Abwehrkräfte erheblich – eine für Immunsuppressiva typische Nebenwirkung. Und so erlitt er in den nächsten Wochen und Monaten einen Infekt nach dem anderen. Das bedeutete, dass er immer wieder mit Antibiotika behandelt werden musste. Mit der Zeit kam eine weitere kritische Begleiterscheinung hinzu, die den Patienten zusätzlich schwächte: anhaltender Durchfall. Mithilfe einer Stuhluntersuchung fanden die Ärzte heraus, dass er an einer toxinbildenden *Clostridioides-difficile*-Infektion litt, eine bakterielle Erkrankung, die für abwehrgeschwächte Menschen sehr gefährlich sein kann. Damals – inzwischen hatte der Patient acht Jahre mit einer neuen Niere, aber auch acht Jahre mit wiederkehrenden Infekten und schweren Durchfällen gelebt –, war es üblich, zur Bekämpfung der Clostridieninfektion spezielle Antibiotika einzusetzen. Diesen Therapieweg schlugen die Ärzte auch jetzt ein. Der Erfolg blieb jedoch aus: Die starken Durchfälle hielten an, weil es nicht gelang, die Infektion unter Kontrolle zu bringen – die Clostridien waren therapieresistent geworden und kamen immer wieder.

Unter Dauerdurchfall zu leiden, ist für jeden belastend. Was nur wenige wissen: Weil damit immer auch ein massiver Flüssigkeitsverlust einhergeht, kann anhaltender Durchfall auch den Nieren schaden. Sie werden nicht mehr gut durchblutet und büßen allmählich ihre Funktion ein. Im Fall unseres Patienten kam erschwerend hinzu, dass seine Nieren durch die häufigen Antibiotikabehandlungen zusätzlich geschwächt worden waren. Eine fatale Konstellation, die schließlich dazu führte, dass er wieder dialysepflichtig wurde. Eine erneute Nierentransplantation kam jedoch vorerst nicht infrage – erst einmal musste die Clostridieninfektion in den Griff bekommen werden. Die Ärzte entschieden sich deshalb zu einem letzten therapeutischen Versuch – zu einer Stuhltransplantation. Hierfür überwiesen sie den Patienten ans Münchner Klinikum Großhadern, wo die Ärzte mit dem Verfahren zur Behandlung einer rezidivierenden Clostridieninfektion bereits vertraut waren – 2015 in Deutschland noch eine Seltenheit. Das Prozedere gestaltete sich so: Erst wurden der Patient und sein mitgereister Angehöriger – der potenzielle Stuhlspender – gründlich untersucht, dann führten die Ärzte die Stuhltransplantation im Rahmen einer Darmspiegelung durch. Der Erfolg war bahnbrechend: Noch während seines Aufenthalts im Klinikum ging es dem Patienten besser und besser; schon nach wenigen Tagen hörten die Durchfälle auf. Es war gelungen, mit dem Verfahren sämtliche Clostridien zu eliminieren – sie kamen auch später nicht wieder. Zugleich waren damit die Voraussetzungen für eine erneute Nierentransplantation geschaffen worden. Inzwischen hat der Patient seine zweite neue Niere erhalten – und es geht ihm endlich wieder gut!

Keine reine Kopf-sache:

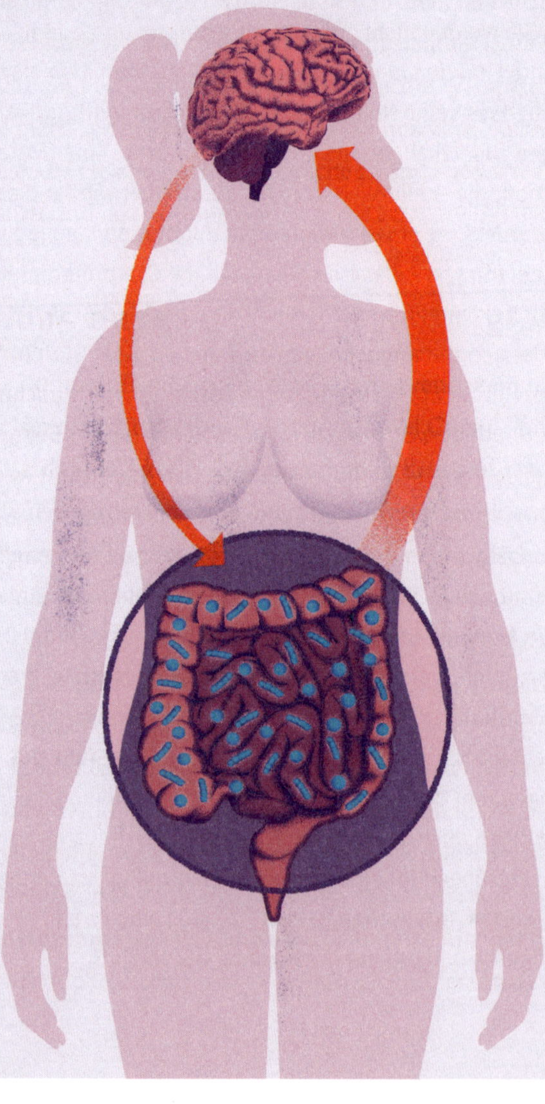

Die Mikrobiom-Darm-Hirn-Achse

Wir sind sehr stolz auf unser Gehirn. Klar, kein anderes Lebewesen kann so komplex denken und fühlen wie wir. Allerdings war in der Entwicklungsgeschichte der Darm lange Zeit wichtiger als das Gehirn. Mehr noch: Die ersten zentralen Steuermechanismen, die ersten organisierenden Schaltkreise, das erste komplexere Nervennetz gab es nicht zuerst im Kopf, sondern im Bauch. Womöglich ist das Kopfhirn sogar aus dem Darmhirn entstanden. Im Lauf der Evolution ist das Hirn im Kopf zwar zum Oberkommandeur avanciert, aber deshalb hat das Hirn im Darm seine Bedeutung nicht verloren. Im Gegenteil: Über die verschiedenen entwicklungsgeschichtlichen Etappen ist der Darm das einzige Organ in unserem Körper geblieben, das nicht vom Gehirn gesteuert wird, sondern autonom seine Arbeit macht. Es gibt im Gehirn auch kein spezialisiertes Zentrum, das nur für den Darm zuständig ist (die Funktionen von Atmung oder Herz-Kreislauf-System werden dagegen im Gehirn geregelt). Der Darm ist so autark, dass er mehrere Tage lang komplett für sich allein leben kann – zum Beispiel in einer Petrischale. Dieses Experiment hat der Münchner Humanbiologe Michael Schemann von der Technischen Universität München mit einem Stück Meerschweinchendarm durchgeführt. Aber dieses Minidärmchen hat dann wirklich das gemacht, was ein Darm immer macht: kleine, dunkle Köttel in Richtung Ausgang befördern (der nicht mehr da war).

ZWEI FAST GLEICHWERTIGE NERVENSYSTEME

Seine Unabhängigkeit verdankt der Darm einem dicht geknüpften Nervennetz, das die Muskeln der Darmwand von der Speiseröhre bis zum After umschlingt und das auf so viele Nervenzellen zurückgreifen kann, dass es dem Rückenmark in nichts nachsteht (manche Neurowissenschaftler meinen sogar, das Rückenmark habe weniger Nervenzellen). Erst am allerletzten Ende des Darms, am Rektum und Anus, mischt das Gehirn wieder mit, was uns eine bewusste Steuerung erlaubt. Deshalb können wir zum Beispiel willentlich pupsen oder den Stuhlgang unterdrücken. Sehr viel mehr Möglichkeiten der direkten Einflussnahme auf die Darmtätigkeit haben wir nicht; der Darm arbeitet im Wesentlichen an unserem Willen vorbei.

Ein Mensch, zwei hochpotente Nervenzentren: Nach dem Gehirn ist das Nervenballungsgebiet im Darm das zweitgrößte im Körper. Damit hat es seinen Sitz mitten in unserem Körper – und gewiss nicht zufällig genau dort, wo sich die Außenwelt (unsere Nahrungsaufnahme!) mit der Innenwelt unseres Körpers (unser Stoffwechsel!) trifft. Einen direkten Kontakt mit dem Darminhalt hat das Nervennetzwerk allerdings nicht – das wird durch die Darmschleimhaut verhindert.

Vieles an den Nervensystemen in Gehirn und Darm ist sehr, sehr ähnlich, sogar identisch: Beide haben dieselben Zelltypen und Rezeptoren, sie verfügen über die gleichen Botenstoffe (siehe ab Seite 135) und beide stehen rund um die Uhr bereit, um die Botschaften des jeweils anderen aufzunehmen. Und weil die Ähnlichkeiten so verblüffend offenkundig sind, wird das Nervennetz-

werk im Darm auch »zweites Gehirn« genannt – im Ärztejargon enterisches (= darmeigenes) Nervensystem.
Man muss allerdings sagen: Während sich die Forscher heute vom Gehirn, seinen verschiedenen Arealen und ihren jeweiligen Funktionen mithilfe bildgebender Verfahren wie der funktionellen Magnetresonanztomografie (siehe Seite 218) ein sehr genaues Bild machen können, fällt es ihnen ausgesprochen schwer, das enterische Nervensystem in seiner ganzen Komplexität zu erfassen. Ein Grund ist, dass im Darm deutlich mehr unterschiedliche Zelltypen vorkommen. Außerdem ist der Darm ständig in Bewegung – unmöglich, das Nervennetzwerk unter diesen Umständen detailgetreu abzubilden. Ebenso wenig erlauben Messungen, etwa mithilfe der Manometrie (= Druckmessung), dezidierte Rückschlüsse auf all die verschiedenen Funktionen des Darmhirns und ihre Auswirkungen auf die Darmtätigkeit. Dennoch wissen die Forscher inzwischen genug, um sagen zu können: Das Darmhirn ist nicht nur der zentrale Motor der Verdauung, sondern es ist dem Gehirn auch bei vielen wichtigen Aufgaben ein ebenbürtiger Partner. Und nicht selten lässt die eine Instanz die andere daran teilhaben, was sie gerade bewegt – man teilt Freud und Leid miteinander.

Verschiedene Gesprächsebenen

Unser Körper lebt davon, dass sich Kopf und Bauch gegenseitig darüber auf dem Laufenden halten, was in seinen verschiedenen Ecken gerade alles so passiert. Dieser Informationsfluss ist so wichtig, dass er nicht nur über eine, sondern über mehrere Gesprächsebenen läuft. Den direktesten Weg der Darm-Hirn-Kom-

Info

DAS ENTERISCHE NERVENSYSTEM – EINE EIGENE WELT

Hier einige Fakten zu dem unfassbar vielseitigen Geflecht von Nervenzellen, das sich in Ihrem Bauch verbirgt.

Das enterische Nervensystem ...

- ... erstreckt sich entlang des gesamten Verdauungsapparats von der Speiseröhre bis zum After.
- ... verfügt über zwei Plexus (Nervengeflechte): Der Plexus myentericus liegt zwischen den beiden äußeren Muskelschichten des Darms und steuert vor allem die Darmmuskulatur; der Plexus submucosus befindet sich dicht unterhalb der Schleimhaut des Darms und ist für die zahlreichen Aufgaben im Inneren zuständig.
- ... besitzt mindestens 200 Millionen, wenn nicht sogar 400 Millionen Nervenzellen. Sie alle agieren völlig autonom und setzen alle wichtigen Nervenbotenstoffe frei, wie man sie auch von den Nervenzellen des Gehirns kennt. Dazu gehören zum Beispiel Serotonin (das im Darm jedoch nicht als Glückshormon fungiert – siehe Seite 136), Dopamin, Acetylcholin, Gamma-Aminobuttersäure (GABA) oder auch Calcitonin Gene Related Peptide (CGRP).
- ... regelt die Verdauung bis ins letzte Detail. Dazu gehört zum Beispiel zu analysieren, wie die aufgenommene Nahrung zusammengesetzt ist, Verdauungssäfte freizusetzen oder die Aufnahme der Nährstoffe zu steuern.
- ... beeinflusst die Durchblutung des gesamten Darms und steuert zudem die Darmbewegungen wie auch die Darmentleerung.
- ... steht mit den Immunzellen im Darm in Kontakt – und hat damit Einfluss auf das gesamte Immunsystem im Körper.
- ... sorgt dafür, dass alle Funktionen zeitgleich ablaufen.

munikationsachse lernen Sie auf Seite 110 kennen: Er führt über den Vagusnerv, der die Nervenzellen des enterischen Nervensystems mit der Basis unseres Gehirns verschaltet. Die Hauptrichtung der Datenübermittlung ist allerdings eine andere als lange Zeit gedacht: 90 Prozent der Informationen werden nicht etwa vom Gehirn an den Darm, sondern vom Darm ans Gehirn gefunkt. Das heißt, nur ein Bruchteil der Signale wird von oben als Befehle nach unten geschickt. Wenn das Gehirn meint, sich einmischen zu müssen, liegt meist Gefahr im Verzug. Ein typisches Szenario: Das Darmhirn meldet nach oben, dass die Giftstoffe eines verdorbenen Lebensmittels in den Körper gelangt sind. Die alarmierenden Informationen aktivieren das Brechzentrum im Hirnstamm, das nun dafür sorgt, dass der Nahrungsbrei seine Richtung ändert und das Gift schnellstmöglich über Magen und Speiseröhre hinauskatapultiert wird. So miserabel man sich dabei fühlt: Dass wir Menschen erbrechen können, ist gut für uns (es gibt Lebewesen wie Mäuse oder Pferde, die das nicht können). Denn es schützt uns im Zweifelsfall vor sehr viel Schlimmerem und kann uns außerdem lehren, künftig vorsichtiger zu sein (Fleisch immer gut durchbraten! Mayonnaise immer kühl aufbewahren! Nie mehr so viel Alkohol …).

Am Zwiegespräch der Nervenverbindungen von Darm und Gehirn und ihrer Botenstoffe sind außerdem noch Teile des vegetativen Nervensystems, der Sympathikus und der Parasympathikus (siehe Info Seite 108), beteiligt. Auch sie können wie das Brechzentrum, wenn nötig, die Eigenständigkeit des Darms zeitweilig weitgehend außer Kraft setzen. Vor allem werden sie aktiv, wenn Gehirn und Muskeln dringend Energie benötigen, wie dies zum Beispiel in stressigen Zeiten der Fall ist.

Info

DIE ABTEILUNGEN DES NERVENSYSTEMS

Unser Nervensystem besteht aus dem zentralen Nervensystem (ZNS) mit Gehirn und Rückenmark und dem peripheren Nervensystem (PNS), zu dem alle Nervenbahnen außerhalb des ZNS gehören. Dessen Aufgabe ist die Übertragung von Informationen vom ZNS zum Körper und von dort zurück zum Gehirn.

Geht man ins Detail, untergliedert sich das periphere Nervensystem in einen somatischen und einen vegetativen Teil:

- Das somatische (willkürliche) Nervensystem ist für alle bewusst ablaufenden Körperfunktionen zuständig; es ermöglicht uns zum Beispiel, uns gezielt zu bewegen.
- Alle unbewussten, das heißt von uns nicht willentlich beeinflussbaren Körperfunktionen werden vom vegetativen (autonomen) Nervensystem gesteuert: Herzschlag, Atmung, Stoffwechsel, unsere sexuellen Aktivitäten, aber auch unsere Verdauung, die, wie Sie wissen, im Zuständigkeitsbereich des enterischen Nervensystems liegt. Damit ist klar: Das enterische Nervensystem wird dem vegetativen Nervensystem zugeordnet. Die beiden anderen Teile des vegetativen Nervensystems sind der Sympathikus (sympathisches Nervensystem) und sein funktioneller Gegenspieler, der Parasympathikus (parasympathisches Nervensystem). Stehen wir vor einer wichtigen Prüfung, stecken wir im Stau oder streiten wir mit dem Partner, versetzt der Sympathikus unseren Körper in erhöhte Leistungsbereitschaft, um für die bevorstehende Herausforderung gerüstet zu sein. Der Parasympathikus wird dagegen auch als »Ruhenerv« bezeichnet: Er sorgt für Entspannung und dafür, dass unser Körper regenerieren und neue Reserven aufbauen kann.

Hat die Darm-Hirn-Achse Einfluss auf die Parkinson-Krankheit?

Zittern, steife Muskeln, zeitlupenartige Bewegungen, Trippelschritte, aber auch depressive Verstimmungen, Verstopfung, übermäßiges Schwitzen – das sind nur einige der belastenden Beschwerden, mit denen Parkinson-Kranke zu kämpfen haben. Wer Parkinson hat, leidet unter einem fortschreitenden Verlust von dopaminbildenden Nervenzellen in der Substantia nigra, einer Struktur im Mittelhirn. Es entsteht ein Mangel an dem Nervenbotenstoff Dopamin, wodurch es zu Signalstörungen im Gehirn kommt. Dies hat zur Folge, dass allmählich die Kontrolle über die Muskeln verloren geht, sodass es für die Betroffenen immer schwieriger wird, Bewegungen zu koordinieren und sie gezielt auszulösen; sie werden immer unbeweglicher. Die Parkinson-Krankheit ist zwar schon seit über 200 Jahren bekannt, aber was genau das beschleunigte Sterben der Nervenzellen in Gang setzt, weiß man trotz intensiver Forschung immer noch nicht genau. Inzwischen ist jedoch klar, dass falsch gefalteten alpha-Synukleinen eine Schlüsselrolle zukommt; das sind Proteine, die im gesunden Zustand unter anderem die Ausschüttung von Dopamin regulieren. Bei der Parkinson-Krankheit lagern sie sich als Proteinknäuel (Lewy-Körperchen) in den Nervenzellen ab und leiten so deren Untergang ein.

Beginnt die Parkinson-Krankheit im Darm?

Was veranlasst die alpha-Synukleine dazu, sich zusammenzuballen? Wo entstehen sie? Und: Können die Proteinklumpen wandern? Um das herauszufinden, wird neuerdings auch an einem

Ort gesucht, wo man es von Hirnforschern nicht erwartet hätte: im Darm. Es kann nämlich sein, dass die Parkinson-Krankheit im Bauch ihren Anfang nimmt – womöglich initiiert oder vorangetrieben durch seine mikrobiellen Bewohner.

Vielleicht ziehen Sie jetzt etwas ungläubig die Augenbrauen hoch. So hat die Fachwelt auch erst einmal reagiert, als der deutsche Neuroanatom Heiko Braak 2003 erste Hinweise dafür lieferte, dass die verformten alpha-Synukleine vom Bauch ins Gehirn eingewandert sein könnten. Braak hatte es merkwürdig gefunden, dass so viele Parkinson-Kranke – mehr als 80 Prozent! –, lange bevor sich bei ihnen die ersten motorischen Symptome zeigen, unter chronischer Verstopfung leiden; deshalb hatte er bei seinen Untersuchungen auch die Verdauungsorgane ins Visier genommen. Jetzt, mehr als ein Jahrzehnt später, ist es amerikanischen Wissenschaftlern um Ted Dawson von der Johns Hopkins University in Baltimore gelungen, die Braaksche Hypothese vom Entstehungsprozess der Parkinson-Krankheit (siehe oben) bei Mäusen Schritt für Schritt nachzubilden. Hierfür spritzten sie den Versuchstieren verformte alpha-Synukleine in Dünndarm und Magen. Wie sich zeigte, entwickelten die Mäuse einige Monate später tatsächlich Parkinson-Symptome – nicht aber, wenn sie zu der Gruppe gehörten, denen nach der Injektion der Vagusnerv durchtrennt worden war. Dies werten die Forscher als Beweis, dass die schädigenden Proteine vom Darm ins Gehirn wandern – und zwar über den Vagusnerv (siehe Seite 111). Ihre Schlussfolgerung deckt sich mit den Datenauswertungen schwedischer Forscher, wonach Menschen, deren Vagusnerv zum Beispiel als Therapiemaßnahme gegen Magengeschwüre durchtrennt wurde, deutlich seltener an Parkinson erkranken.

Die Ergebnisse machen Sinn. Denn der Vagusnerv ist der einzige Hirnnerv, der vom Gehirn bis hinab in den Bauchraum zieht. Vom Schädelinneren verläuft er entlang der Speiseröhre in den Brustraum (dabei macht er diverse Abzweigungen, etwa zum Kehlkopf) und versorgt auf seinem Weg zu den Verdauungsorganen auch das Herz und die Lunge. Endstation ist der obere Abschnitt des Dickdarms – für den unteren Dickdarmbereich und das Rektum sind die Nerven aus dem untersten Teil des Rückenmarks zuständig. Damit ist der Vagusnerv einer der längsten Nerven im Körper – und zugleich der wichtigste und schnellste Weg vom Darm zum Gehirn. Amerikanische Neurowissenschaftler von der Duke University in Durham haben 2018 herausgefunden, dass die Signale aus dem Darminneren in weniger als 100 Millisekunden über die Nervenbahn zum Gehirn gesendet werden. So schnell schaffen es die krankhaften Proteine zwar nicht über den Vagusnerv nach oben. Aber dass sie die Highspeed-Verbindung überhaupt als Steigleiter nutzen können, um sich bereits nach wenigen Wochen im Gehirn auszubreiten, wirft neue Fragen auf – allen voran: Können durch den Vagusnerv auch noch andere krankheitsauslösende Substanzen vom Darm ins Gehirn gelangen? (Bei der Rinderseuche BSE, die in Verdacht steht, bei Menschen eine Variante der Creutzfeldt-Jakob-Krankheit hervorzurufen, ist man sich inzwischen sicher, dass die Infektionserreger – falsch gefaltete, infektiöse Prion-Proteine – ebenfalls diesen Weg nehmen.)

Auffällige Veränderungen im Darmmikrobiom

Ted Dawsons Team plant schon die nächste Studie. Die Wissenschaftler möchten herausfinden, was der Auslöser für die krankhaften Veränderungen der alpha-Synukleine ist. Die Forscher vermuten den Grund in den Darmbakterien. Deshalb haben sie vor, die Bakteriengemeinschaften in den Därmen von Mäusen gezielt zu verändern und dann im nächsten Schritt zu schauen, ob die Manipulation tatsächlich Auswirkungen auf die Strukturen der alpha-Synukleine hat. Hinweise, dass Darmbakterien etwas mit der Entstehung der Parkinson-Krankheit (und anderer Nervenerkrankungen) zu tun haben könnten, gibt es bereits. Dazu gehört zum Beispiel, dass das Mikrobiom im Darm von Parkinson-Patienten schon im Anfangsstadium von ungewöhnlichen Veränderungen geprägt ist; das hat 2015 eine finnische Forschergruppe um den Neurologen Filip Scheperjans vom Helsinki University Hospital festgestellt. Vor allem fehlten den untersuchten Parkinson-Patienten Bakterien aus der *Prevotella*-Gruppe, die unter anderem eine wichtige Rolle bei der Aufrechterhaltung der Darmbarriere spielen und möglicherweise auch eine schützende Wirkung auf Nervenzellen haben. Und noch eine weitere Auffälligkeit hat das Forscherteam aufgedeckt: Parkinson-Patienten, bei denen im Darm Vertreter der Bakterienfamilie *Enterobacteriaceae* überhandgenommen hatten, wiesen besonders ausgeprägte Symptome auf: Je mehr von diesen Bakterien vorhanden waren, desto stärker litten die Betroffenen unter Gleichgewichtsproblemen und Gangstörungen – also Beschwerden, deren Ursache man eigentlich im Gehirn vermuten würde.

Noch ist nicht klar, was die Ergebnisse genau zu bedeuten haben. Aber die Wissenschaftler haben das Thema fest im Blick. Und man kann schon jetzt sagen: Die Verbindung zwischen Darm und Gehirn, ihr kongeniales Neben- und Miteinander, ist noch facettenreicher als gedacht. Denn es mischen nicht nur hochpotente Nerven und ihre Botenstoffe, sondern auch noch andere Akteure mit – allen voran das Bakterienvolk in unserem Darm.

Stressmeldung aus dem Gehirn

Zeitdruck, Leistungsdruck, Prüfungsangst, Flugangst, Reisefieber, Streit, Ärger … alles, was unser Gehirn als Stress wahrnimmt, wirkt sich auch unmittelbar auf unseren Darm aus.
Dann schränkt der Vagusnerv seine Aktivitäten ein, Stresshormone wie Cortisol und Noradrenalin wirken auf die Nerven- und Immunzellen in der Darmwand ein und der Sympathikus signalisiert dem Darm: Fahr sofort alle Aktivitäten herunter! Verlangsame die Verdauung, bilde weniger Schleimstoffe, drossle die

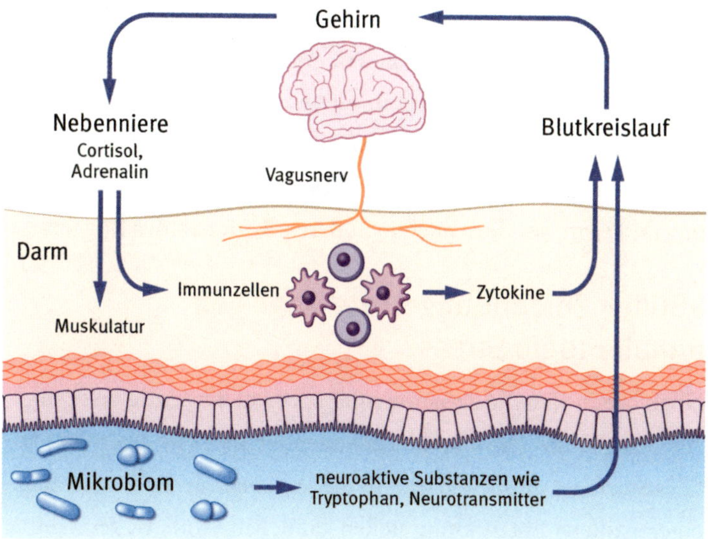

Darm-Hirn-Achse: Bauchhirn und Kopfhirn kommunizieren über Botenstoffe miteinander. Die meisten Informationen stammen vom Bauchhirn.

Durchblutung – kurzum: Spar so viel Energie wie möglich ein, denn die braucht jetzt das Gehirn!

Einen kurzzeitigen Energieentzug steckt der Darm locker weg; Überreaktionen sind allerdings möglich, etwa das bevorstehende Vorstellungsgespräch, das Durchfall auslöst, oder die Angst vor dem Flug, die Bauchkrämpfe hervorruft. Signalisiert das Gehirn dem Darm jedoch permanent: »Achtung, Ausnahmesituation!«, bleibt der Darm im Stressmodus. Das bedeutet: Die Durchblutung ist weiterhin eingeschränkt, die Darmbeweglichkeit verliert ihren Rhythmus und die Darmbarriere büßt ihre Funktion als Schutzwall ein, weil ihre Schleimschutzschicht immer durchlässiger wird. Dass es diese »Leaky Gut Response« auf Stressreize tatsächlich gibt – ausgelöst durch das Stresshormon Cortisol –, hat 2015 ein irisches Forscherteam von der University College Cork herausgefunden.

Lässt die Darmbarriere plötzlich in größeren Mengen Fremdstoffe passieren, ruft das die Immunzellen in den Darmwänden auf den Plan: Sie schalten nun in den Abwehrmodus. Spätestens jetzt kann unser gesundes Gleichgewicht durcheinandergeraten. Nicht nur im Darm, sondern auch in anderen Regionen des Körpers.

»Stille« Entzündungen als Folge von anhaltendem Stress?

Noch lassen sich die Zusammenhänge nicht eindeutig belegen. Aber es gibt die Theorie, dass anhaltender Stress im Darm ein fatales Störfeuer entfachen und so die Weichen für die Entstehung einer »stillen« Entzündung stellen kann. Mit »still« ist gemeint: Die Entzündung ist so subtil, dass die typischen Entzündungszeichen (Rötung, Schwellung, Hitze) fehlen – und ebenso sind die

klassischen Entzündungsmarker (CRP-Wert, Anzahl der weißen Blutkörperchen) im Blut kaum oder gar nicht erhöht. Aber das Immunsystem ist trotzdem tätig: Es schickt seine Akteure wie Abwehrzellen und entzündungsfördernde Botenstoffe (Zytokine) los, um den Körper vor krankmachenden Keimen, bakteriellen Toxinen und Abfallprodukten zu schützen, die nun leichter die gestörte Darmbarriere passieren können – und dieses gesteigerte Zytokinaufkommen ist im Blut messbar.
Schon winzige Bruchstücke von Bakterienwänden (allen voran die Lipopolysaccharide) können genügen, um überall dort, wo sie auf Immunzellen treffen, eine Entzündungsreaktion auszulösen. Manche Mediziner mutmaßen, dass eine solche »silent inflammation«, wie die stille Entzündung auf Englisch heißt, wesentlich an der Entstehung von bestimmten chronischen Erkrankungen und sogar von Autoimmunerkrankungen beteiligt ist.

Können schwelende Entzündungen eine Depression auslösen?

Auch Forscher, die sich mit den Krankheitsmechanismen von Depressionen beschäftigen, halten es für möglich, dass manche Depression durch die schwelenden Entzündungsvorgänge hervorgerufen wird, die in einem gestressten Darm ihren Anfang genommen haben. Sie berufen sich dabei auf fünf Beobachtungen:

- Die erste Beobachtung ist grundsätzlicher Art: Schwelende Entzündungen können einen Mangel an Serotonin zur Folge haben. Und viele Depressionen (aber nicht alle!) gehen oft mit stark abgesunkenen Serotoninspiegeln (und überhaupt mit einem Ungleichgewicht von Botenstoffen im Gehirn) einher. Die Rolle von Serotonin bei der Entstehung einer Depression ist allerdings weniger klar als lange Zeit gedacht – das wird ab Seite 140 noch mal kurz ein Thema sein.

- Bei einem Teil der Menschen mit einer Depression lassen sich im Blut erhöhte Konzentrationen an bestimmten Zytokinen wie das entzündungsfördernde Interleukin 6 (IL-6) nachweisen. Zumindest Experimente mit gestressten Mäusen, die erhöhte Zytokinwerte haben, zeigen, dass die Tiere wieder putzmunter werden, wenn die Wirkung von Interleukin 6 blockiert wird.
- Etwa ein Drittel aller depressiven Patienten gibt an, auch an Darmproblemen zu leiden – und diese werden mit einer gestörten Darmbarriere (beziehungsweise einem Leaky-Gut-Syndrom) in Verbindung gebracht. Neueste Untersuchungen zeigen allerdings, dass sich der Forscherblick in diesem Punkt gezielt auf das Darmmikrobiom richten sollte. Erst vor Kurzem konnte nachgewiesen werden, dass die Zusammensetzung des Darmmikrobioms bei Menschen mit einer Depression signifikant verändert ist – eine von zwei interessanten Erkenntnissen einer Untersuchung, wie Sie ab Seite 132 lesen werden.
- Versuche mit keimfreien Ratten haben gezeigt: Wenn man ihre Mikrobenschar im Darm mithilfe der Bakterien *Bifidobacterium infantis* wieder aufpäppelt, stabilisiert man die Darmbarriere gleich mit. Die unterschwelligen Entzündungen werden eingedämmt und die depressiven Beschwerden bessern sich. Ein interessanter Nebeneffekt: Unter der Gabe des probiotischen Darmkeims begannen die Rattendärme außerdem sehr viel Tryptophan zu bilden, was der Vorläuferstoff für den Stimmungsaufheller Serotonin ist.

Info

FAKTOREN, DIE »STILLE« ENTZÜNDUNGEN BEGÜNSTIGEN KÖNNEN

Das Risiko für eine »stille« Entzündung in Ihrem Körper könnte steigen, wenn …

- … Ihre Ernährung so einseitig ist, dass sie eine Verarmung des Mikrobioms in Ihrem Darm und einen Untergang vieler guter Bakterienpopulationen zur Folge hat.
- … Sie immer wieder oder permanent unter Stress stehen.
- … Bewegung kaum eine Rolle in Ihrem Leben spielt.
- … Sie regelmäßig Alkohol trinken.
- … Sie Raucher sind.
- … Ihre Waage überschüssige Pfunde anzeigt und die Fettpolster vor allem im Bauchraum sitzen.
- … Ihr Zahnfleisch permanent gerötet ist, geschwollen aussieht und zu Blutungen neigt (Parodontitis).
- … Ihr Arzt bei Ihnen eine »Fettleber« diagnostiziert hat.
- … Ihr Arzt bei Ihnen eine Glukosetoleranzstörung (Prä-Diabetes) festgestellt hat.
- … Ihr Darm empfindlich auf Gluten reagiert.

- Eine aktuelle Studie hat gezeigt: Nehmen Patienten mit einer Depression das Antibiotikum Minozyklin ein, bessern sich ihre Symptome. Daraus schließen die Forscher, dass bei der Entstehung und Aufrechterhaltung depressiver Symptome auch entzündliche Prozesse eine Rolle spielen – und sie könnten ein Angriffsziel für neue Therapieansätze sein.

Die Mehrzahl der Mediziner tut sich jedoch nach wie vor schwer, Phänomene wie »silent inflammation« und »Leaky-Gut-Syndrom« in einem Atemzug mit »Depression« oder »Autoimmunerkrankung« zu nennen. Es stimmt schon: Eine schlüssige Beweislage gibt es bislang nicht. Aber die Befürworter der »silent-inflammation«-Theorie arbeiten intensiv daran, stichhaltige Belege für die von ihnen vermuteten Zusammenhänge zu finden.

Stimmungsmache im Darm

Doch nun zur Frage: Was macht Stress mit unserem Darm? Stressphasen bedeuten für den Darm, dass er gegen sein Naturell agieren muss – und das kann uns nicht nur Verdauungsprobleme bereiten, sondern auch ungünstig auf unsere Gemütsverfassung zurückwirken. Diese Erkenntnis ist relativ neu. Lange Zeit wurde nämlich nur in eine Richtung gedacht: dass Stress – und andere starke Gefühle wie Liebe, Trauer, Wut oder Angst – direkte Auswirkungen auf unseren Darm haben – und nicht umgekehrt. Wir haben diese Vorstellung sogar in unserer Sprache verankert: Wir müssen schlechte Nachrichten erst einmal »verdauen«, wir haben ein »ungutes Gefühl im Bauch«, wenn uns etwas merkwürdig vorkommt, wir »haben Schiss«, wenn wir uns fürchten – und wenn wir verliebt sind, haben wir »Schmetterlinge« oder gar »Flugzeuge« in unserem Bauch.
Aber die Untersuchungen der letzten Jahre haben gezeigt: Andersherum gilt das genauso. Ein überlasteter oder gereizter Darm verstärkt die physiologischen Stressreaktionen des Körpers, er macht unruhig, drückt auf die Stimmung und er wirkt, das haben wir schon angedeutet, vermutlich bei der Entstehung von Angstzuständen oder Depressionen mit.

Kopf an Darm – aber auch umgekehrt!

Signale aus dem Darm können in verschiedenen Hirnbereichen ankommen. Ihre wichtigste Empfangsstation ist jedoch das limbische System. Das ist der Teil im Gehirn, der unsere Triebe lenkt, der uns beim Lernen hilft und Erinnerungen im Gedächtnis speichert – und der unsere Gefühle verarbeitet. Zufall? Nein, meinen die Forscher. Diese enge Verbindung zwischen Darm und Gefühlszentrum hat sich in der Evolution entwickelt, weil sie sich offenbar als ausgesprochen nützlich erwiesen hat. Einige Wissenschaftler halten es sogar für möglich, dass das limbische System einst aus dem enterischen Nervensystem entstanden ist. Man muss jedoch festhalten: Ob die Gefühlsinformationen, die der Darm nach oben schickt, wirklich gleichbedeutend sind mit jenen intuitiven Empfindungen, die uns Entscheidungen »aus dem Bauch heraus« treffen lassen, ist noch längst nicht ausgemacht – auch wenn zig nicht-wissenschaftliche Publikationen etwas anderes behaupten. Und überhaupt: Sagen wir nicht genauso oft, man soll »auf die innere Stimme hören« oder jemand hat »den sechsten Sinn«? Diese Sprachformeln stehen wiederum dafür, welch große Kraft wir unserem Unterbewusstsein zutrauen – und dass das allein im Bauch angesiedelt ist, ist eher unwahrscheinlich. Vielleicht ist es aber auch so, dass man sich der faszinierenden Vorstellung, jeder von uns sei mit einem allwissenden »Bauchgefühl« ausgestattet, einfach nur aus einem etwas anderen Blickwinkel nähern muss. Denn mittlerweile steht fest: Das Wechselspiel von »Darm an Kopf« und »Kopf an Darm« muss um eine dritte Instanz erweitert werden. Bei allem, was sich die beiden Hirne zu sagen haben, reden immer auch die Darmbakterien mit.

Darmbakterien als Puffer gegen Stress?

Eine erste Ahnung davon bekamen die Forscher, als Wissenschaftler der japanischen Kyushu University im Jahr 2004 keimfreien Mäusen zumuteten, eine Stunde in einem sehr schmalen, sehr kleinen Gefäß eingesperrt zu sein. Innerhalb weniger Minuten schüttete ihr Körper Unmengen von Stresshormonen aus, und die Mäuse zeigten sich auch durch ihr kopfloses, panisches Verhalten extrem gestresst – die Armen.

Anders die Mäuse mit einem Mikrobiom in ihren Därmen. Auch sie fanden die Situation beunruhigend, aber ihr Stresshormonspiegel war deutlich niedriger als der bei den Mäusen ohne Darmbakterien. Erst als die keimfreien Mäuse die probiotisch wirkenden Bakterien *Bifidobacterium infantis* verabreicht bekamen, normalisierte sich die Stressreaktion in ihrem Körper wieder, und die Mäuse kamen allmählich zur Ruhe. Seitdem haben viele weitere Mäuse und Ratten mit und ohne Darmmikrobiom großes Leid erdulden müssen, indem man sie mit Stromschlägen traktierte, grellem Licht aussetzte oder in engste Käfige steckte. Und immer zeigte sich das gleiche Bild: Die Nager ohne Darmbakterien gerieten messbar unter sehr viel stärkeren Stress als ihre Leidensgenossen, denen man das bakterielle Innenleben in ihren Därmen gelassen hatte. Damit ist klar: Mäuse können nur dann angemessen mit Stress umgehen, wenn sie über ein normales Darmmikrobiom verfügen.

Und wie sieht es bei uns Menschen aus? Können auch wir Stress besser wegstecken, wenn die mikrobiellen Verhältnisse in unserem Darm in Ordnung sind? Oder wenn sie von außen probiotisch unterstützt werden? Die erste Studie, die das nahelegt, ist

ebenfalls schon einige Jahre alt: Nachdem Frauen vier Wochen lang zweimal am Tag einen Joghurt mit extra zugeführten probiotischen Bakterien gegessen hatten, reagierten bei ihnen bestimmte Hirnregionen weniger stark auf negative Reize (zum Beispiel auf den Anblick von wütenden oder ängstlichen Gesichtsausdrücken) als bei Versuchspersonen, die herkömmlichen Joghurt verzehrt oder gar keinen Joghurt gegessen hatten. Das Ergebnis klingt verheißungsvoll – und es legt nahe, dass sich allein mit dem Verzehr von probiotischen Joghurts die Gehirnaktivität zugunsten einer besseren Stressbewältigung verändern lässt.
Schön wäre es ja, wenn wir Stress einfach wegessen oder sogar psychische Erkrankungen erfolgreich behandeln könnten, indem wir unser Darmmikrobiom gezielt mit vielen guten Bakterien aufpäppeln. Ob dem so ist oder ob es in absehbarer Zeit so sein könnte, kann im Moment keiner genau sagen. Versuche, das Ergebnis mit diesem und anderen probiotischen Joghurt-Bakterien-Mixturen im großen Stil zu bestätigen, sind bisher nicht ganz überzeugend gewesen; zu widersprüchlich waren die Resultate.

Bifidobacterium longum – Stresstest bestanden

In einem Doppelblindversuch haben 2019 Wissenschaftler des Universitätsklinikums Tübingen getestet, ob *Bifidobacterium longum* (1714 TM) stressresistenter machen kann. Es ist bereits das zweite Mal, dass der Darmkeim in einer (kleinen) Studie beweisen musste, welch potentes Anti-Stress-Bakterium er ist. Hierfür nahmen die 40 Probanden vier Wochen lang entweder das Probiotikum (in Kapselform) oder ein Placebo ein. Anschließend mussten sich die beiden Gruppen am Computer in einem virtuellen Ballspiel mit zwei Gegenspielern beweisen – und aushalten, dass sie währenddessen zunehmend aus der Gruppe ausgeschlossen wurden (eine Situation, die die Forscher mit dem typischen Sozialstress im Alltag gleichsetzten). Und wirklich: Im Gegensatz zur Placebo-Gruppe reagierte die Probiotikum-Gruppe auf die unschöne Situation ruhig und gelassen. Den Grund für die gute Stressbewältigung fanden die Forscher in den Hirnregionen, die mit der Stressregulation in Verbindung stehen: In Hirnscans konnte man ganz deutlich eine Veränderung der Aktivitäten erkennen, wodurch die Stressreize besser verarbeitet werden konnten – vermutlich hervorgerufen durch die Probiotika. Das Ergebnis deckt sich mit einer Untersuchung, die zwei Jahre zuvor der irische Neurowissenschaftler Gerard Clarke vom University College Cork mit 22 jungen Männern durchgeführt hat. Die Probanden erhielten kleine Tütchen mit einem Pulver, das sie morgens in die Frühstücksmilch rührten. In den ersten Wochen handelte es sich dabei um ein Placebopulver, in der zweiten Phase steckte pulverisiertes *Bifidobacterium longum* in dem Päckchen. Wie sich zeigte, tranken sich die Teilnehmer mit der Bakterienmilch ein seelisches und mentales Hoch an: In Gedächtnistests schnitten sie deutlich besser ab als während der Placebomilch-Phase, und auch in den verschiedensten Stresssituationen bewahrten sie besser die Ruhe. Die positiven Effekte waren zudem messbar: Im Blut sank die Konzentration des Stresshormons Cortisol und in den beiden Hirnregionen, die für kognitive Leistungen zuständig sind, konnten höhere Aktivitäten ermittelt werden.

Fatales Pingpongspiel

Zum Wesen einer gut funktionierenden Kommunikationsachse gehört, dass der Austausch in beide Richtungen stattfindet. Es kann allerdings auch mal vorkommen, dass ständig um das gleiche Thema gekreist wird. Dann geht es hin und her, her und hin … Ungefähr so läuft es ab, wenn das Gehirn die Stresstaste gedrückt hält und sich der Darm deshalb in einer anhaltenden Ausnahmesituation befindet – dann entsteht ein Pingpongeffekt. Und daran sind die mikrobiellen Bewohner des Darms wesentlich beteiligt.

Für die Bakteriengemeinschaft des Darms bedeutet der permanente Stressmodus eine zunehmende Verschlechterung ihrer Lebensbedingungen. Stuhluntersuchungen bei gestressten Piloten kurz vor einer Kampfsimulation oder bei gestressten Studenten in Prüfungssituationen ergeben ein ziemlich klares Bild: Im Vergleich zu den Stuhlproben in entspannteren Zeiten hat sich die

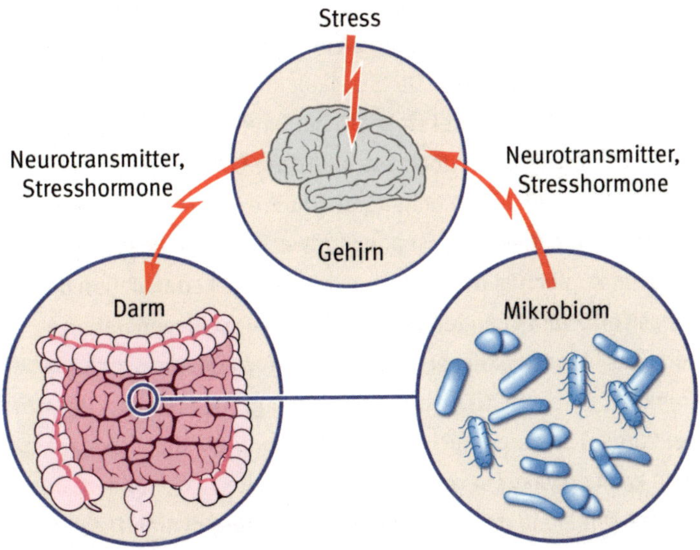

Teufelskreis Stress: Botenstoffe des Gehirns versetzen das Darmmikrobiom in Aufruhr. Seine Botenstoffe befeuern wiederum das Gehirn.

Info

WENN CORTISOL ZUM DAUERSTRESSHORMON WIRD

Cortisol ist eines der wichtigsten entzündungshemmenden Hormone und zudem neben Adrenalin und Noradrenalin ein weiteres wichtiges Stresshormon. Angeregt durch die beiden übergeordneten Instanzen Hypothalamus und Hypophyse wird es von der Rinde der Nebenniere gebildet. Die Stresshormone Adrenalin und Noradrenalin bilden die Vorhut, Cortisol ist der wesentliche Akteur der zweiten Stressachse: Dauert eine Belastung länger an, sorgt Cortisol dafür, dass dem Körper genug Energie zur Verfügung steht, um fürs Durchhalten gut gerüstet zu sein. Hierfür aktiviert es unter anderem den Stoffwechsel und hebt den Blutzuckerspiegel an.
Cortisol hat aber auch eine regulierende Funktion: Ist die Cortisolkonzentration im Blut hoch, drosseln Hypothalamus und Hypophyse ihre Aktivitäten wieder. Die Stressreaktion kommt zum Stillstand, der Cortisolspiegel sinkt ab. Bei Dauerstress bleibt dieser Rückkopplungseffekt jedoch aus – und der Cortisolspiegel bleibt chronisch erhöht. Durch anhaltend erhöhte Cortisolkonzentrationen geraten mit der Zeit fast alle Stoffwechsel- und Regulationsprozesse im Körper aus dem Lot – von der Blutzuckerregulation beziehungsweise vom Energiehaushalt bis hin zur Zellregeneration.
Auch das Immunsystem schützt uns nun nicht mehr zuverlässig vor Krankheitserregern. Neueste Untersuchungen legen nahe, dass zu viel Cortisol im Körper nicht nur die Darmbarriere durchlässiger machen kann (»Leaky gut response«, siehe Seite 114), sondern dass es auch direkt auf das Darmmikrobiom Einfluss nimmt: Die guten Bakterien werden dezimiert und machen damit unfreiwillig Platz für die unguten Darmbakterien – es entsteht eine Dysbiose.

Zusammensetzung der Mikrobengemeinschaft im Darm verändert, sie ist verarmt. Wie immer, wenn es zum Untergang von Darmkeimen durch widrige Umstände kommt, trifft es vor allem gute Bakterien wie Laktobazillen und Bifidobakterien. Sie werden weniger, wohingegen sich gesundheitskritische Bakterien wie Clostridien oder Enterobakterien ausbreiten können. Sind weniger säurebildende Bakterien vorhanden – Laktobazillen und Bifidobakterien sind Meister im Bilden von Säure –, ändern sich auch die Milieubedingungen. Obwohl es sich nur um Nuancen handelt, genügt schon eine winzige Verschiebung des leicht säuerlichen Milieus in Richtung etwas weniger säuerlich, damit die unguten Darmkeime noch leichteres Spiel haben, sich zu vermehren – ein Teufelskreis.

Die Forscher gehen zudem gerade Hinweisen nach, wonach das anhaltende Störfeuer durch die im Körper zirkulierenden Stresshormone auch die Kommunikation zwischen den Bakterien und damit deren Aktivitäten durcheinanderwirbelt. Das könnte dann bedeuten, dass ein Bakterium das Ganze zwar überlebt, aber zum Beispiel seiner Aufgabe, aus den Pflanzenfasern kurzkettige Fettsäuren zu bauen, nicht mehr richtig nachkommen kann. Was auch immer mit unserem Darmvolk im Einzelnen passiert – auf jeden Fall informiert das veränderte und verstörte Mikrobiom das Gehirn über seine Notsituation und heizt so den Stress weiter an – der klassische Pingpongeffekt eben.

Artenverlust durch frühkindlichen Stress

Womöglich hat das Mikrobiom sogar ein Stressgedächtnis. Einen ersten Hinweis lieferten einmal mehr Versuche mit Nagern: Werden neugeborene Mäuse nach wenigen Tagen von ihren Müttern getrennt, ist der dadurch ausgelöste Stress immens. Die psychische Belastung wirkt sich nicht nur ungut auf Gehirn und Immunsystem, sondern auch auf die Bakteriengemeinschaft in ihrem Darm aus – und das dauerhaft. Mit einer Verringerung der Bakterienvielfalt hatte man schon gerechnet; fast alle Stressexperimente haben zu ähnlichen Ergebnissen geführt. Aber dass der Verlust an kompletten Bakterienkolonien lebenslang bestehen bleibt und sich auch mit einer speziellen Kost nicht mehr ausgleichen lässt, hat die Forscher überrascht.

In der Humanmedizin ist man ebenfalls auf dieses Phänomen aufmerksam geworden. Denn die aufgedeckten Spuren, die frühkindlicher Stress im Darmmikrobiom von Mäusen hinterlässt, passen ganz gut zu den Beobachtungen, über die auch die Gastroenterologen berichten. Ihnen ist nämlich aufgefallen, dass überdurchschnittlich viele Patienten, die an einer chronisch-entzündlichen Darmerkrankung wie zum Beispiel Morbus Crohn oder Colitis ulcerosa leiden, als Baby oder Kleinkind seelischen Stress erleben mussten. Als Folge fand bei ihrem Mikrobiom ein heftiges Artensterben statt, wobei die pathogenen Keime überhandnahmen und die vorteilhaften Bakterien auf ein Minimum reduziert wurden.

Kann es wirklich sein, dass sich ein Darmmikrobiom schreckliche Erlebnisse aus ganz früher Kindheit merken kann? Der irische Neurowissenschaftler John Cryan vom University College Cork, der seit Jahren die Zusammenhänge zwischen Mikrobiom, Gehirn und Psyche erforscht, bejaht die Frage – und geht noch einen Schritt weiter. Laut Cryan kann letztlich an jedem Mikrobiom abgelesen werden, ob jemand in seiner frühen Kindheit starken seelischen Erschütterungen, etwa durch den Tod eines

Elternteils oder durch Vernachlässigung, ausgesetzt war. Cryan und sein Team konnten in verschiedenen Untersuchungen nachweisen, dass es diese typischen Veränderungen tatsächlich gibt: Bestimmte pathogene Bakterienarten kommen bei Menschen mit frühkindlichen seelischen Erschütterungen wesentlich häufiger vor als bei Menschen, die weniger Stress erlebt hatten; andere Bakterien sind dagegen sehr viel seltener vertreten oder gar nicht mehr vorhanden – es ist ein verarmtes Mikrobiom geworden, das sich im schlechtesten Fall auch nicht mehr vollständig erholt.

Im nächsten Schritt möchten die Forscher herausfinden, ob die stressbedingten Veränderungen des Darmmikrobioms auch einen Anteil daran haben, dass Kinder mit traumatischen Erlebnissen später häufiger psychische Erkrankungen entwickeln; erste Untersuchungen hierzu sind bereits angelaufen.

Wenn Vorgänge im Darm bewusst werden

Auf Stress folgt die Entspannung. So sollte es zumindest immer sein. Das ist wohltuend, das ist gesund! Bei diesem Wechsel der Gefühle bekommen wir im Allgemeinen nichts davon mit, was der Darm und sein Mikrobiom dem Gehirn so alles zu berichten haben. Das ist auch gut so. Würde wirklich jede Mitteilung des Darms vom Gehirn zu unserem Bewusstsein durchgestellt, hätte es keinerlei Kapazitäten mehr für irgendetwas anderes: Es wäre total überlastet, wir könnten uns beim Essen nicht unterhalten oder auf der Toilette nicht unsere Gedanken schweifen lassen – das Innenleben unseres Darms hätte uns fest im Griff.

Leider gibt es Menschen, die diesen Zustand nur zu gut kennen: Ihr Bewusstsein registriert auch Meldungen aus dem Darm wie »ich dehne mich jetzt mal etwas auf« oder »ich bilde gerade ein wenig Gas«. Normalerweise gehören solche Darmaktivitäten zur Routine und sind für unser Bewusstsein deshalb vollkommen uninteressant. Reizdarm-Patienten registrieren diese Reize jedoch verstärkt und empfinden sie als Unwohlsein oder gar als Schmerz. Bei ihnen ist die Schwelle (Reizwahrnehmung) herabgesetzt, die normalerweise genau darauf achtet, welche Information es wert ist, bewusst zu werden, und welche nicht.

Wo genau im Gehirn diese ungebetenen Reize ankommen, hat eine Untersuchung des Gastroenterologen Emeran Mayer der University of California in Los Angeles gezeigt. Hierfür wurde der Dickdarm von Gesunden und von Reizdarm-Patienten mit einem kleinen Ballon aufgeblasen. Gleichzeitig zeichneten die Wissenschaftler die Hirnaktivität mithilfe eines Computertomografen auf.

Heraus kamen drei wichtige Erkenntnisse:

- Reizdarm-Patienten nahmen die Dehnung sehr viel schneller als unangenehm wahr als Menschen mit einem gesunden Darm – damit war die These von der krankhaft erniedrigten Reizschwelle bestätigt.
- Die Hirnaufnahmen zeigten, dass anders als bei Menschen ohne Darmprobleme der Reiz durch den aufgedehnten Ballon bei Reizdarm-Patienten deutliche Aktivitäten in bestimmten Bereichen des limbischen Systems auslöste, und zwar ausgerechnet in den Regionen, die normalerweise dazu da sind, unangenehme Empfindungen zu dämpfen. Bei ihnen hemmt das zuständige Hirnareal die ankommenden Reize nicht ausreichend, das hat offenbar zur Folge, dass nahezu alles, was im Darm vor sich geht, ungefiltert im Bewusstsein ankommt.

- Ähnliche Veränderungen in der Gehirnaktivität lassen sich auch bei Patienten mit Depressionen und Angstzuständen beobachten – wie auch Reizdarm-Patienten überdurchschnittlich oft unter Ängsten und depressiven Verstimmungen leiden. Die Forscher waren (und sind) davon überzeugt, dass dies kein Zufall ist.

Seit dem Ballonexperiment sind fast zwei Jahrzehnte vergangen. Damals konnte man noch nicht wissen, dass sich auch die bakteriellen Bewohner des Darms rege in die Kommunikationsachse von unten nach oben einbringen. Mittlerweile vertreten jedoch viele Wissenschaftler die Ansicht, dass Darmbakterien einen großen Anteil daran haben, wenn Reizdarm-Patienten die Vorgänge im Bauchraum überdeutlich wahrnehmen. Und auch dass viele von ihnen unter Angstzuständen oder Depressionen zu leiden haben, lasten sie den mikrobiellen Bewohnern des Darms an. Dazu passt auch folgendes Experiment: Wird keimfreien Mäusen das Darmmikrobiom von Patienten mit einer chronisch-entzündlichen Darmerkrankung übertragen, entwickeln die Nager nicht nur die typischen Krankheitszeichen, sondern sie werden zudem sehr ängstlich – so wie Morbus-Crohn- oder Colitis-ulcerosa-Kranke ebenfalls überdurchschnittlich oft unter Angststörungen leiden. Und ebenso versetzt das transferierte Darmmikrobiom von Menschen mit Angstzuständen ohne offensichtliche Darmbeteiligung die Versuchsmäuse verstärkt in Angst. Endgültig bewiesen ist diese Hypothese noch nicht. Aber dass die Bakteriengemeinschaft des Darms im Krankheitsprozess des Reizdarmsyndroms involviert ist, ja, dass Darm, Mikrobiom und Psyche ein intensives Wechselspiel betreiben – das hat dieses schwer zu verstehende Krankheitsbild den Forschern gezeigt.

Charakter: Hat der Darm Einfluss?

Inzwischen haben die Wissenschaftler weitere Facetten der Mikrobiom-Darm-Hirn-Achse genauer unter die Lupe genommen. Und die Ergebnisse legen nahe, dass sich auch der Charakter im Darm entscheidet – zumindest bei Mäusen. Überträgt man den Stuhl einer Maus in den Darm einer anderen Maus, transferiert man die Wesenszüge gleich mit. Dann wird aus einer ängstlichen eine mutige Maus, die schüchterne wird zum Draufgänger, die agile Maus wird faul – und umgekehrt. Aber auch mit der Gabe von probiotischen Bakterien lässt sich bei den Nagern eine Verhaltensänderung herbeiführen. Gibt man ihnen zum Beispiel viele *Lactobacillus rhamnosus* oder *Lactobacillus casei* zu fressen, trauen sich die Mäuse plötzlich, auf freien Flächen herumzuspazieren (was sie normalerweise nicht tun würden), oder sie geben in schwierigen Situationen nicht so schnell auf.

Das Paradebeispiel der Wissenschaft sind die Schwimmtests, bei denen untersucht wird, wie lange es Mäuse aushalten, in einem mit Wasser gefüllten Becher zu schwimmen. Nager ganz ohne Darmmikrobiom (also die Mäuse, die in einer Ausnahmesituation ohnehin schon extrem stressgeplagt sind) oder Mäuse, die aufgrund ihrer Rasse (ja, es gibt auch bei Labormäusen unterschiedliche Rassen!) als scheu und vorsichtig gelten, resignieren sehr viel schneller als ihre Artgenossen, in deren Darm eine Bakteriengemeinschaft mit vielen mutig machenden Laktobazillen lebt oder die vor dem Experiment gezielt mit einem probiotischen Bakteriencocktail gefüttert wurden.

Ein anderer Tierversuch, auf den wir schon auf Seite 92 in einem anderen Zusammenhang kurz eingegangen sind, zeigt außerdem, dass die Darmkeime von Mäusen wohl auch deren Gehirnleistungen beeinflussen: Wurde ihr Darmmikrobiom durch stark wirksame Antibiotika abgetötet, können sie nicht mehr gut lernen und sich auch nichts mehr merken.

Trifft das auch auf uns zu? Entscheidet es sich am Ende in unserem Darm, wer wir sind? John Cryan ist jedenfalls davon überzeugt, dass unsere Darmbakterien unsere Hirnfunktionen beeinflussen, dass das Darmmikrobiom ein Teil jenes unbewussten Systems ist, das unser Verhalten steuert, und dass wir nur dann glücklich und zufrieden sind, wenn es auch unseren Darmbakterien gut geht. Allerdings räumt Cryan ein, dass längst nicht alle Mechanismen bekannt sind – nicht bei Mäusen und erst recht nicht bei uns Menschen. Aber ob das Ökosystem in unserem Darm tatsächlich die Richtung für unser Seelenleben vorgibt, ob es wirklich mitbestimmt, was wir fühlen, wie wir uns verhalten, ob wir psychisch stabil bleiben, eine Depression oder eine Angststörung entwickeln – das sind die aktuellen Fragen, die Hirnforscher und Mikrobiologen auf der ganzen Welt zu beantworten versuchen. Verstehen wir besser, wie alles mit allem zusammenhängt, können wir Einfluss darauf nehmen – und dies am besten, noch bevor eine Krankheit entsteht.

Depression und Darmbakterien – gibt es einen Zusammenhang?

Auch die Depressionsforschung beschäftigt sich zurzeit intensiv damit, ob das Darmmikrobiom maßgeblich an unserem emotionalen Wohlbefinden mitwirken könnte. Und tatsächlich mehren sich die Anzeichen, dass die Erforschung der Achse Darmmikro-

biom – Psyche ein wichtiges Puzzleteil bei der Lösung des jahrzehntelangen Rätsels sein könnte, wie eine Depression entsteht. Den ersten verheißungsvollen Hinweis auf einen Zusammenhang zwischen Darmbakterien und Depression hat ein chinesisches Wissenschaftlerteam gefunden und hat darüber 2016 in der renommierten Fachzeitschrift *Nature* berichtet.
Zu den Besonderheiten gehörte, dass die Forscher diesmal nicht nur keimfreie Mäuse, sondern auch Menschen in ihre Untersuchung mit einbezogen hatten. Bis dahin hatte man sich nur an Darmmikrobiom-Verhaltensstudien von Maus zu Maus herangewagt. Aber das Experiment der Chinesen klappte und lieferte zwei aufsehenerregende Ergebnisse. Das erste haben wir zuvor schon erwähnt: Anhand von Stuhluntersuchungen konnte die Forschergruppe nachweisen, dass das Darmmikrobiom von depressiven Patienten anders zusammengesetzt ist als das von Gesunden. Das zweite Resultat ist mindestens genauso interessant: Als die Stuhlproben von Menschen mit einer depressiven Erkrankung in die Därme keimfreier Mäuse übertragen wurden, zeigten die Nager schon kurze Zeit später ebenfalls depressive Verhaltensweisen. Sie kauerten ängstlich im hintersten Eck, sie waren völlig passiv und gaben in kniffligen Situationen schnell auf. Dagegen veränderten Mäuse, deren Därme mit den Darmbakterien von gesunden Menschen besiedelt wurden, ihr Verhalten nicht – sie blieben so agil und aufmerksam wie zuvor. Nun wollte es die Fachwelt genauer wissen: Was genau ist denn in der Zusammensetzung der Bakteriengemeinschaft von depressiven Menschen gegenüber Gesunden so »anders«? Man kann sagen: Auch bei dieser Frage sind die Forscher inzwischen ein gutes Stück weitergekommen.

Wie aus einem Mangel an *Coprococcus* und *Dialister* eine Depression wird

Im Februar 2019 hat das Forscherteam um Mireia Valles-Colomer und Jeroen Raes von der Katholischen Universität Leuven im Fachjournal *Nature Microbiology* eine viel beachtete Studie veröffentlicht: Erstmals wurde die Mikrobiom-Darm-Hirn-Kommunikation im großen Stil ausschließlich am Menschen untersucht.

Die Studie legt nahe: Es ist sehr gut möglich, dass einzelne Bakterienarten unseres Darmvolks vor einer Depression schützen und andere die psychische Erkrankung fördern. Die Wissenschaftler werteten die Daten von insgesamt mehr als 2 000 Belgiern und Niederländern aus, deren Darmmikrobiome für andere Zwecke bereits vollständig analysiert worden waren. Außerdem war dem Team bekannt, wer an einer depressiven Störung litt und wie die einzelnen Teilnehmer ihre Lebensqualität beurteilten. Die Autoren fanden heraus, dass die Bakterienarten von zwei Stämmen – *Coprococcus* und *Dialister* – bei Menschen mit einer Depression durchgängig dezimiert, *Butyricicoccus*-Arten jedoch stärker als normalerweise vertreten waren; daran änderte sich auch nichts, wenn die Betroffenen ein Antidepressivum einnahmen.

Aber es gibt offenbar spezielle Bakterienarten, die unserer Seele guttun (oder die sich bei uns besonders wohlfühlen, wenn es uns gut geht). Denn im Darm von zufriedenen Menschen leben ungewöhnlich viele *Faecalibacterium*- und *Coprococcus*-Arten.

Was besagt die Studie? Zuerst einmal geht aus ihr nicht eindeutig hervor, was zuerst da war: der Verlust von *Coprococcus* und *Dialister* oder die Depression? Das Wohlgefühl oder die guten *Coprococcus*-Bakterien? Um definitiv zu klären, ob Darmbakterien und die jeweilige Formation, die sie in einem Darm bilden, tatsächlich als messbare Anzeichen für eine Depressionserkrankung dienen können, sind auf jeden Fall weitere Analysen nötig. Trotzdem freute sich die Fachwelt über aufschlussreiche Erkenntnisse. Denn die Autoren nutzten ihre Datenanalyse auch dazu, mithilfe einer speziellen Technik zu überprüfen, ob Darmbakterien zur Bildung von neuroaktiven Substanzen fähig sind. Und siehe da: Sie sind es. Damit bestätigt sich, was die Wissenschaftler schon länger vermuten: Die Bewohner in unserem Darm sind in der Lage, die gleiche Botenstoffsprache zu sprechen wie das Darmhirn und das Kopfhirn.

Was uns unser Darmmikrobiom gibt

Bei der Kommunikation zwischen Darmnervensystem und zentralem Nervensystem mischt unglaublich viel Chemie mit. Nun steht fest, dass ein großer Teil von unserem fleißigen Darmvolk beigesteuert wird. Und dabei zeigt sich immer deutlicher: Unsere Darmbakterien können sogar ganz besondere chemische Stoffe bilden, die dann als Hormone, spezialisierte Botenstoffe oder auch als Modulatoren auf allen Gesprächsebenen der Darm-Hirn-Achse mitmischen. Es sind jedoch nicht die Bakterien selbst, sondern ihre abgebauten, umgebauten oder zu gänzlich neuen Produkten aufgebauten Stoffe, die im Datenaustausch zwischen unten und oben verstärken, abschwächen und offenbar auch nachhaltig verändern können. (Diese Einflussnahme gilt letztlich für alle Systeme des Körpers – für unseren Stoffwechsel wie für einzelne Organe; siehe dazu Seite 119.) Ein Teil der Stoffwechselprodukte beeinflusst zum Beispiel die Nerven des Darmhirns und löst so Signale aus, die bis ins Gehirn weitergeleitet werden. Andere Stoffe erreichen das Gehirn direkt über den Vagusnerv oder schlüpfen durch die Darmwand und schwimmen über das Blut nach oben. Manchmal transportiert der Vagusnerv auch Stoffe, die die Darmkeime und die Zellen der Darmwand gemeinsam herstellen. Und wieder andere nutzen, wie Susanne Wolf und ihr Team vom Max-Delbrück-Centrum für Molekulare Medizin in der Helmholtz-Gemeinschaft (MDC) nachgewiesen haben, bestimmte Immunzellen als Boten, um sich im Gehirn Gehör zu verschaffen.

Darmkeime produzieren Nervenbotenstoffe

Von den Nervenzellen des Darms wissen wir, dass sie über 30 Nervenbotenstoffe (Neurotransmitter) herstellen können – fehlt auch nur einer davon, funktioniert die gesamte Kommunikation und Reizverarbeitung innerhalb des Darmnervensystems und damit auch der Darm-Hirn-Achse nicht mehr richtig.

Dass die Nervenzellen einen Teil ihrer unverzichtbaren Übertrágersubstanzen selbst produzieren können, leuchtet ein. Aber dazu sollen auch die Winzlinge in unserem Darm fähig sein? Die Mikrobiom- und Neurowissenschaftler sind sich sicher, genug Indizien dafür zu haben, um sagen zu können: Die Darmbakterien zerlegen nicht nur unverdauliches Essen und stellen so unverzichtbare Substanzen wie Vitamine, Enzyme, Aminosäuren und Antioxidanzien für uns her. Sondern unter ihnen gibt es Arten, die entweder direkt Nervenbotenstoffe bilden oder zumindest die für diese Substanzen notwendigen Bausteine liefern. Und auch hier gilt: Kommt die Produktion ins Stocken, kann der Informationsfluss zwischen Darm und Hirn empfindlich gestört werden.

Seit Kurzem weiß man, dass zur Produktpalette des Darmmikrobioms auch so hochkarätige Substanzen wie Serotonin, Dopamin oder GABA gehören – die chemischen Garanten unseres Wohlbefindens. Die neue Erkenntnis gibt natürlich Anlass für Spekulationen. Eine Überlegung ist, ob manch eine psychische Instabilität auch deshalb im Darm ihren Anfang findet, weil das Gleichgewicht im Mikrobiom gestört ist und genau die guten Bakterienarten dezimiert sind, die normalerweise für eine ausreichende Menge dieser psychoaktiven Stoffe sorgen. Dies wäre dann ein weiterer Mechanismus, über den das Darmmikrobiom unsere Gemütsverfassung beeinflusst – oder sollte dies sogar des Rätsels Lösung sein?

Serotonin – das »Glückshormon« ...

Die Erforschung der Botenstofffabrik im Darm befindet sich noch am Anfang. Ein Nervenbotenstoff steht aber schon jetzt besonders im Fokus der Wissenschaft: Serotonin.

Serotonin reguliert ganz unterschiedliche Vorgänge, zum Beispiel beeinflusst es die Eng- oder Weitstellung (Tonus) der Blutgefäße oder es unterstützt die Blutgerinnung. Aber berühmt geworden ist es als »Glückshormon«. Deshalb wird es vor allem dem Gehirn zugeordnet. Ein Irrtum. Richtig ist jedoch, dass Serotonin durch die Stimulation von Regionen der Großhirnrinde für allerbeste Wohlfühlstimmung sorgt. Je nachdem, an welchen Rezeptor Serotonin im Gehirn bindet, wirkt es außerdem beruhigend, fördert tiefen Schlaf oder aktiviert die Gedächtnisleistung.

Aber Serotonin ist nicht nur ein Hormon, sondern auch ein Neurotransmitter, der Nerven der Darm-Hirn-Achse aktiviert und so Signale im Gehirn auslöst. Treten zum Beispiel irgendwo im Verdauungssystem Schmerzen auf, sorgt Serotonin dafür, dass dem Gehirn darüber eine Meldung über das enterische Nervensystem übermittelt wird.

… und eine Schlüsselsubstanz für den Darm

Das große Interesse der Forscher am Darm, seinen Bewohnern und ihren engen Verbindungen zum Gehirn hat auch der wissenschaftlichen Beschäftigung mit dem Serotoninsystem neuen Schwung gegeben. Und obwohl eine Reihe von Studien noch in vollem Gang sind, kann man schon jetzt sagen: Nicht nur für unsere Gemütsverfassung, sondern auch für unseren Darm und seine Bakteriengemeinschaft ist Serotonin eine Schlüsselsubstanz. Als solche reguliert der Botenstoff die Darmbewegungen und fördert das Zellwachstum in der Darmschleimhaut, auch die Nervenzellen des Bauchhirns könnten sich ohne Serotonin nicht richtig entwickeln. Wundert es da noch, dass das mit Abstand meiste Serotonin – rund 95 Prozent! – nicht im Gehirn, sondern im Darm gebildet wird? Die restlichen fünf Prozent stellt das Gehirn allerdings ganz allein her, damit es vor Ort wirken kann. Denn Serotonin kann nicht die Blut-Hirn-Schranke überwinden.
Faktoren, die das Serotonin-Gleichgewicht unseres Körpers empfindlich stören und dann einen Serotonin-Mangel hervorrufen können, sind Stress, Vitamin-B-Mangel, chronische Infektionen und Autoimmunerkrankungen. Nicht genannt wird bislang unser Darmmikrobiom als Auslöser oder Mitverursacher – aber das könnte sich bald ändern.
Bei einem Serotonin-Defizit sind wir nicht nur sehr müde, sondern wir sind oft auch gereizt, ängstlicher, schmerzempfindlicher und haben Heißhunger auf Süßes. Aber es könnte auch sein, dass

wir mit unserer Verdauung Probleme bekommen. Nicht so schlimm, dass wir uns richtig krank fühlen. Aber doch so, dass wir uns mit einem so lästigen Symptom wie Verstopfung herumschlagen müssen. Diesen Zusammenhang stellen jedenfalls amerikanische Wissenschaftler aufgrund ihrer Experimente mit Mäusen her, über die sie im Mai 2019 im Fachblatt *Gastroenterology* berichteten. Die Mäuse litten alle unter einem ausgeprägten Serotonin-Mangel und den damit verbundenen Folgeerscheinungen. Erwartet worden waren depressive Verhaltensweisen – und die zeigten die Mäuse ganz deutlich. Das interessierte die Forscher jedoch diesmal nur am Rande. Sie hatten den Darm im Blick. Und tatsächlich: Seine Bewegungen waren beeinträchtigt (was sich unter anderem in einer chronischen Verstopfung äußert) und die Anzahl der Darmnervenzellen hatte sich drastisch verringert. Um den Serotonin-Mangel auszugleichen, gaben die Forscher den Mäusen mit dem Futter einen Serotonin-Vorläufer (5-Hydroxytryptophan). Und tatsächlich verschwanden nach und nach sämtliche Symptome: Das Verhalten der Mäuse und auch ihre Darmfunktion normalisierten sich, es wurden wieder Darmnervenzellen gebildet. Im nächsten Schritt soll das Ergebnis in einer Studie überprüft werden, an der Menschen teilnehmen.

Antidepressiva wirken auch im Darm!

Jeder Dritte, der die Art von Antidepressiva einnehmen muss, die die Serotonin-Konzentration steigern, bekommt Durchfall. Wahrscheinlich können Sie sich jetzt denken, warum das so ist. Wenn nicht, hier die Erklärung: Weil sich im Darmhirn die gleichen Nervenrezeptoren befinden wie im Gehirn, wird der Darm gewissermaßen gleich mitbehandelt (wie überhaupt fast alle Psychopharmaka aus dem gleichen Grund nicht nur auf das Gehirn, sondern auch auf den Darm Einfluss nehmen). Im Darm haben die Extraportionen Serotonin den Effekt, dass sich die Darmbewegungen beschleunigen, wodurch der Speisebrei nun viel zu schnell transportiert wird – und das endet dann in Durchfall. Was zugleich deutlich macht: Zu viel Serotonin ist auch nicht gut. Zu einem Überschuss an Serotonin kann es zum Beispiel kommen, wenn man zu viele Antidepressiva eingenommen hat beziehungsweise wenn die angesetzte Dosis zu hoch ist. Typische Begleiterscheinungen sind dann neben Durchfall auch Unruhe, starker Bewegungsdrang, Hitzewallungen, Herzrasen und Bluthochdruck, ebenso kann es sein, dass man oft erbrechen muss. Neuerdings fragt sich die Fachwelt: Könnten auch die Bakterien in unserem Darm daran beteiligt sein, wenn zu viel – oder auch zu wenig – Serotonin vorhanden ist? Dazu müssen Sie wissen: Lange Zeit dachte man, dass im Darm praktisch nur die enterochromaffinen Zellen Serotonin produzieren. Das sind spezialisierte Zellen, die in der Schleimhaut des Darms sitzen und zum Beispiel die Dehnung der Darmwand registrieren. Werden diese Zellen gereizt, schütten sie Serotonin aus und aktivieren das Darmhirn. Und das ist dann auch der Weg, über den Serotonin den Rhythmus der Darmtätigkeit steuert. Heute sind die Wissenschaftler jedoch davon überzeugt, dass das Ganze nicht ohne Darmbakterien funktioniert: Es gibt Bakterienarten, die die enterochromaffinen Zellen überhaupt erst dazu anregen, Serotonin zu bilden. Inzwischen geht man sogar noch einen Schritt weiter: Die Forscher halten es für möglich, dass einige Bakterienarten selbst Serotonin herstellen können. Sie stützen ihre These darauf, dass …

- keimfreie Mäuse immer auch stark erniedrigte Serotonin-Spiegel bei gleichzeitig stark vergrößerten enterochromaffinen Zellen haben.
- sich bei keimfreien Mäusen der Serotonin-Spiegel normalisiert, wenn sie mit bestimmten Bakterien (zum Beispiel verschiedene Clostridienarten) gefüttert werden.
- speziell das Bakterium *Clostridium ramosum* den Darm von Mäusen veranlasst, vermehrt enterochromaffine Zellen zu bilden, und so dazu beiträgt, dass sich die Konzentration von Serotonin im Darm erhöht.
- einige Bakterienarten wie *Bacteroides fragilis, Streptococcus* spp. oder *Escherichia coli* – zumindest in der Petrischale – Serotonin produzieren können.

Depression und Serotonin-Mangel-Hypothese

Bei vielen Menschen, die an einem Reizdarm und – wie Sie inzwischen wissen – an einer Angststörung und an einer Depression erkrankt sind, ist der Serotonin-Spiegel erniedrigt. Diese Beobachtung hat die Forscher bereits in den 1960er-Jahren dazu bewogen, die Serotonin-Mangel-Hypothese aufzustellen: Wenn zu wenig Serotonin im Gehirn vorhanden ist, entsteht eine Depression. Und sie haben daraus abgeleitet: Nehmen die Betroffenen Medikamente ein, die den Serotonin-Spiegel anheben können, bessern sich ihre Symptome. Es hat sich allerdings gezeigt, dass nicht jeder mit einer depressiven Erkrankung gleichzeitig auch unter einem messbaren Mangel an Serotonin leidet. Außerdem wirkt ein Serotonin-Wiederaufnahmehemmer (SSRI) nicht bei allen Betroffenen gleichermaßen gut: 30 Prozent der Patienten sprechen kaum oder gar nicht auf die Behandlung an. Vor allem diese Patientengruppe könnte davon profitieren, dass die Entdeckung der Mikrobiom-Darm-Hirn-Achse die Depressionsforschung in eine völlig neue Richtung gelenkt hat. Weiß man erst einmal genauer darüber Bescheid, worin sich die Darmmikrobiome von depressiven Patienten und Gesunden unterscheiden, könnten sich interessante therapeutische Möglichkeiten eröffnen – zum Beispiel, dass man dem Darm zur Linderung der Symptome gezielt fehlende Bakterien wie *Coprococcus* und *Dialister* von außen zuführt.

Tryptophan – Grundstoff von Serotonin

Die Serotonin-Thematik wäre nicht vollständig, würden wir nicht auch auf seinen Baustoff zu sprechen kommen. Ohne die Aminosäure Tryptophan gäbe es nämlich kein Serotonin (und auch kein Melatonin, für das Tryptophan ebenfalls die Ausgangssubstanz ist). Und ein Mangel an Tryptophan bedeutet immer auch einen Mangel an Serotonin. Weil unser Körper die Aminosäure nicht selbst herstellen kann, muss der Eiweißstoff über die Nahrung (siehe Seite 142) zugeführt werden. Nun kommt der Darm ins Spiel. Denn hier wird ein Großteil des Tryptophans gebildet – unter wesentlicher Beteiligung der Darmbakterien. Störungen im Darmmikrobiom haben zur Folge, dass der Tryptophan-Spiegel im Blut sinkt; diese Veränderung kann gemessen werden. Zu den Darmbakterien, die an der Herstellung von Tryptophan wesentlich beteiligt sind, gehört *Bifidobacterium infantis*; möglicherweise bildet es den Serotonin-Vorläufer sogar selbst. Die Forscher sind durch ein Tierexperiment darauf gekommen: Flößt man keimfreien Mäusen den *Infantis*-Keim ein, lässt sich die Konzentration von Tryptophan im Blut deutlich erhöhen.

Schokolade macht nicht glücklicher

Wir können unseren Serotonin-Spiegel nicht direkt beeinflussen, auch wenn wir täglich viele Ananas, Bananen, Kakaobohnen oder Walnüsse essen würden, die reichlich Serotonin liefern. Das Serotonin wird zwar über die Darmschleimhaut aufgenommen, gelangt aber nicht ins Gehirn. Leider nutzen auch viele Extraportionen an Tryptophan kaum, um dem Gehirn zu mehr Serotonin zu verhelfen. Tryptophan konkurriert nämlich mit anderen Aminosäuren darum, die Blut-Hirn-Schranke passieren zu können. Schafft es Tryptophan, ins Gehirn zu gelangen, muss es erst einmal von den Gehirnzellen zu Serotonin umgewandelt werden. Der Umbau hängt von Faktoren wie der Tageszeit ab. Hinzu kommt: So viel Schokolade, Datteln oder Bananen können wir gar nicht essen, um dem Gehirn so viel Tryptophan zu liefern, damit Serotonin spürbar gesteigert wird. Wir können aber dafür sorgen, dass in unserem Körper kein Mangel an Tryptophan entsteht. Gewaltige Räuber sind zum Beispiel Stress oder chronische Entzündungsprozesse (auch die als Folge von bauchbetontem Übergewicht, siehe Seite 117). Zudem könnte es sein, dass auch unser Darm und seine Bakterienwelt unter einem Tryptophan-Defizit leidet. Einige Forscher gehen gerade dem Verdacht nach, dass der Darm dann verstärkt zu Entzündungen neigen und das Darmmikrobiom von einem heftigen Artensterben erfasst werden könnte; ebenso könnte ein Tryptophan-Mangel beim Reizdarm eine Rolle spielen.

Viel Tryptophan steckt zum Beispiel in Milch, Joghurt und Käse, in Fisch und Geflügel, aber auch in Kartoffeln, Sesam, Walnüssen, Cashewnüssen, Sojabohnen, Tomaten, Datteln – und in Kakaobohnen. Die täglich empfohlene Menge liegt bei 3,5 bis 6 Milligramm pro Kilo Körpergewicht. Die Einnahme von L-Tryptophan als Nahrungsergänzungsmittel ist jedoch nur sinnvoll, wenn ein Mangel im Blut sicher nachgewiesen ist.

Die zwei Gesichter von Dopamin

Von Dopamin wissen Sie bereits, dass es wie Serotonin ein Nervenbotenstoff ist und dass ein ausgeprägter Mangel an Dopamin im Gehirn mit der Parkinson-Krankheit einhergeht. Aber Dopamin ist auch der wichtigste Botenstoff eines komplexen neuronalen Systems, das in unserem Gehirn als Belohnungssystem fungiert. Ein Lob, ein Lächeln, ein leckeres Essen – immer dann, wenn uns eine Belohnung winkt, setzt das Belohnungssystem viel Dopamin frei und versetzt uns in Hochstimmung. Leider tut der Botenstoff das auch, wie die Suchtforschung herausgefunden hat, wenn man raucht oder Drogen nimmt. Deshalb hat das Image von Dopamin als »Wohlfühlbotenstoff« in den letzten Jahren etwas gelitten; manch einer nennt es nun auch »Suchtbotenstoff«. Was das alles mit dem Darmmikrobiom zu tun hat, ist noch nicht klar. Fest steht jedoch: Rund 50 Prozent des Dopamins stammt nicht aus dem Gehirn, sondern aus unserem Darm – gebildet zum Beispiel von Darmbakterien wie *Escherichia coli* oder von *Proteus*-Arten. Die genetischen Analysen des (bereits erwähnten) belgischen Forscherteams von der Katholischen Universität Leuven haben außerdem ergeben, dass *Coprococcus*-Bakterien ein Zwischenprodukt von Dopamin bilden können – und das sind genau die Bakterien, die im Darm von psychisch stabilen Menschen besonders stark vertreten sind. Gehört die Bildung von Dopamin also zu den Möglichkeiten, die unseren Darmbakterien zur Verfügung stehen, um uns glücklicher zu machen? Spekulationen sind erlaubt …

GABA – Beruhigungsmittel aus dem Darm

GABA ist unser körpereigener Tranquilizer: Stimmt der GABA-Spiegel, fühlen wir uns ausgeglichen und entspannt. Tatsächlich vermag keine andere Substanz das Gehirn so wirkungsvoll zu beruhigen oder es vor einer Reizüberflutung zu schützen wie GABA. Außerdem lässt der Eiweißbaustein, der mit vollem Namen Gamma-Aminobuttersäure (oder Gamma-Aminobutyric Acid) heißt, uns nachts gut einschlafen.

Seine hoch geschätzten Fähigkeiten liegen in seinem Wesen begründet. Denn GABA gehört zu den hemmenden (inhibitorischen) Nervenbotenstoffen: Dockt GABA an seinen Rezeptor an, wird die Erregbarkeit der Nervenzellen umgehend herabgesetzt – und die Reizübertragung verlangsamt sich. Dabei hemmt der Nervenbotenstoff auch genau die Signale, die durch Stress- oder Angstreaktionen ausgelöst werden. Im Umkehrschluss bedeutet das: Fehlt GABA, hat das Angstzustände, Stress und Schlafstörungen zur Folge; ebenso leiden Menschen, die an einer Depression erkrankt sind, unter einem Mangel an GABA.

Lange Zeit dachte man, dass das meiste GABA direkt in den Nervenzellen gebildet wird, wo der Stoff auch wirkt (hierfür nutzt das Gehirn Glutamat, das wir zum Beispiel mit proteinreicher Nahrung aufnehmen, und ein bestimmtes Enzym, das Glutamat zu GABA umbaut), und dass nur ein ganz kleiner Teil außerhalb des Gehirns, nämlich in den insulinproduzierenden Betazellen der Bauchspeicheldrüse, produziert wird. Die Mikrobiomforschung hat jedoch gezeigt, dass auch bestimmte Darmbakterien eine recht beachtliche Menge zum körpereigenen GABA-Reservoir beisteuern. Man ist darauf gekommen, weil sich ein Forscherteam die Mühe gemacht hat, 91 verschiedene Bakterienarten in einem Spezialmedium anzuzüchten. Das Medium enthielt einen Stoff (Mononatriumglutamat), der in GABA umgewandelt werden kann – und dieser Umbau wie auch das Wachstum der Bakterien konnten gemessen werden. Dabei zeigte sich, dass wieder einmal Laktobazillen und Bifidobakterien die Nase vorn hatten. *Lactobacillus brevis* erwies sich sogar von allen getesteten Arten als am effizientesten: Die Bakterien wandelten bis zu 90 Prozent des Mononatriumglutamats in GABA um. Aber auch vier *Bifidobacterium*-Arten, allen voran *Bifidobacterium infantis*, schnitten nicht schlecht ab.

Von Darmbakterien für uns produziert

Wie viele neuroaktive Substanzen – beziehungsweise ihre Vorläufer – von den Darmbakterien produziert werden, lässt sich noch nicht sagen. Aber neben Serotonin, Dopamin oder GABA sind inzwischen weitere Botenstoffe bekannt. Dazu gehören:

Noradrenalin, das einerseits ein Stresshormon ist, das im Mark der Nebennieren hergestellt wird, und andererseits ein Nervenbotenstoff, den das Nervensystem herstellt. Mikrobiomforscher fanden heraus: Auch *Escherichia* und *Saccharomyces* bilden Noradrenalin.

Melatonin, das auch »Schlafhormon« genannt wird, weil es unter anderem unseren Schlaf-Wach-Rhythmus steuert. Auch im Darm findet man hohe Konzentrationen an Melatonin: Hier beeinflusst das Hormon vor allem die Peristaltik und damit auch die Verweildauer des Nahrungsbreis. Zu den Produzenten von Melatonin gehören wohl auch einige Darmbakterien. Dies legt jedenfalls eine aktuelle Studie nahe: Der Melatonin-Spiegel stieg deutlich messbar an, nachdem die Teilnehmer sechs Wochen lang einen Mix aus Laktobazillen und Bifidobakterien erhalten hatten. Außerdem gaben die Probanden an, besser schlafen zu können.

Oxytocin, das ein Botenstoff mit einem unglaublich breiten Wirkspektrum ist. Aber bekannt ist er vor allem als »Bindungs-« oder »Kuschelhormon«. Wird der Körper vom Gehirn mit dem Neuropeptid geflutet, hat das nämlich eine Reihe von »prosozialen« Wirkungen, wie man so schön sagt. So werden unter dem Einfluss von Oxytocin zum Beispiel unser Vertrauen gestärkt und unsere sozialen Bindungen gefördert, allen voran die Mutter-Kind-Bindung und die Partnerschaft. Zudem wirkt das Hormon angstlösend, und zumindest bei Mäusen kann es traumatische Erlebnisse auslöschen. 2010 konnten französische Forscher zeigen, dass Oxytocin die sozialen Fähigkeiten von Autisten verbessert. Denkbar ist, dass all dies unter Mitwirkung der Darmbakterien geschieht. In Tierversuchen war nämlich *Lactobacillus reuteri* in der Lage, aus dem Darm heraus über den Vagusnerv im Hypothalamus die Produktion von Oxytocin anzuregen.

Histamin, von dem Allergiker wissen, dass sie ihm zu einem großen Teil ihre Symptome zu verdanken haben. Aber Histamin ist nicht nur Botenstoff, der bei immunologischen Reaktionen eine wichtige Rolle spielt, sondern als Neurotransmitter beeinflusst Histamin unter anderem auch den Appetit und den Schlaf-Wach-Rhythmus – und sogar für unser Gedächtnis oder unsere Gefühlswelt ist es von Bedeutung. *Lactobacillus reuteri* sind in der Lage, die Aminosäure L-Histidin zu bilden – das ist der Baustein, aus dem der Körper Histamin herstellt.

GESUNDER DARM – GESUNDES HIRN?

Sie wissen nun: Die Darmbakterien können mithilfe ihrer selbstproduzierten Nervenbotenstoffe (und anderer Stoffwechselprodukte, wie Sie gleich erfahren werden) mit dem Gehirn kommunizieren und sogar direkt auf seine Funktionen einwirken. Außerdem sind sie an der Entstehung von psychischen Erkrankungen wie Depression und auch an der fortschreitenden neurologischen Parkinson-Krankheit beteiligt. Stellt sich da nicht die Frage, ob auch andere neurodegenerative Erkrankungen wirklich nur im Gehirn stattfinden?

Forscher, die sich mit der Alzheimer-Demenz oder der chronisch-entzündlichen neurologischen Erkrankung multiple Sklerose beschäftigen, verfolgen jedenfalls einen ähnlichen Ansatz wie die Neurowissenschaftler bei der Ursachensuche für die Parkinson-Krankheit: Sie haben bei ihren Bemühungen um ein besseres Verständnis für die Entstehungsmechanismen nicht mehr allein das Gehirn im Blick, sondern beziehen nun auch den Darm und seine Bakterien in ihre Überlegungen mit ein.

Alzheimer-Demenz – immer größere Lücken im Gedächtnis

Erst das Gedächtnis verlieren, später die komplette Identität: An Alzheimer-Demenz zu erkranken, bedeutet, die letzten Jahre seines Lebens im geistigen Dämmerzustand verbringen zu müssen. Bis auf die seltene familiäre Form, der genetische Veränderungen zugrunde liegen, ist nach wie vor nicht geklärt, was die schlimme neurodegenerative Erkrankung auslöst. Dementsprechend gibt es auch keine Behandlung, die den fortschreitenden Verfall aufhalten oder gar verhindern könnte. Bekannt ist, dass sich im Gehirn von Alzheimer-Patienten zwei schädliche Eiweißablagerungen (Beta-Amyloid-Plaques und Tau-Fibrillen) bilden. Diese stören nicht nur die Kommunikation in und zwischen den Nervenzellen, sondern sie sorgen auch dafür, dass immer mehr Nervenzellen und ihre Verbindungen zugrunde gehen. Dadurch nimmt die Hirnmasse nach und nach ab – das Gehirn atrophiert. Betroffen sind vor allem die Regionen im Gehirn, die für das Gedächtnis, das Denken, die Sprache und die Orientierung zuständig sind, also Großhirnrinde und Hippocampus – deshalb kommt es über kurz oder lang zu den typischen Alzheimer-Symptomen: Erst lässt das Kurzzeitgedächtnis nach, dann das Langzeitgedächtnis. All diese Prozesse spielen sich im Gehirn ab. Wo also gibt es die Verbindung zum Darm? Forscher aus der Schweiz, Schweden und Deutschland unter der Leitung von Tristan Bolmont von der Eidgenössischen Technischen Hochschule Lausanne, Schweiz, vermuten sie in der Fähigkeit bestimmter Bakterienarten, direkten Einfluss auf die Alzheimer-typischen Ablagerungen im Gehirn nehmen zu können. Die Ergebnisse ihrer Studie hatten sie 2017 im Fachblatt *Scientific Reports* veröffentlicht. Die Studie hatten sie mit zwei Mäusegruppen durchgeführt: mit älteren (gentechnisch veränderten) Alzheimer-Mäusen und mit jüngeren keimfreien Mäusen. Heraus kam Folgendes:

- Wenn Mäuse an Alzheimer leiden, verändert sich mit fortschreitendem Alter und zunehmender Plaquebildung in ihren Gehirnen auch ihr Darmmikrobiom: Die Anzahl von bestimmten (grampositiven) Bakteriengattungen nimmt stark ab, wohingegen der Anteil an *Bacteroides*-Arten und anderen gramnegativen Bakterien (siehe Seite 218) deutlich größer wird. Und diese Arten sind anscheinend in der Lage, das Wachstum und die Vermehrung der Plaques erheblich beschleunigen zu können. Die Forscher kamen den Verschiebungen im Darmmikrobiom auf die Spur, weil sie einige Monate lang immer wieder auch DNA-Analysen von Kotproben der Alzheimer-Mäuse durchgeführt hatten.

- Werden die Alzheimer-Mäuse keimfrei, also ohne irgendein Bakterium im Darm aufgezogen, entwickelten sie im Lauf ihres Lebens bis zu 77 Prozent weniger Hirnplaques als die Mäuse mit einer normalen Bakterienbesiedelung im Darm.

Den entscheidenden Hinweis aber lieferte ein Mikrobiomtransfer: Nachdem die Darmbakterien von Alzheimer-Mäusen in die keimfreien Därme jüngerer Mäuse übertragen wurden, bildeten sich als Folge vermehrt die schädlichen Eiweißablagerungen in ihren Gehirnen.

Welche Schlüsse lassen sich daraus ziehen? Zum einen, dass die Mäuse mit Alzheimer andere Mikroben im Darm beherbergen als gesunde Mäuse. Zum anderen scheint es Bakterienarten zu geben, die vor den Alzheimerplaques schützen, und Bakterienarten, die das Wachstum der schädlichen Ablagerungen ankurbeln. Welche Bakterienarten im Einzelnen dafür verantwortlich sind und wie sie diese Wirkung im Gehirn entfachen, ist unklar. Die Forscher vermuten, dass der Schlüssel in der Interaktion der Mikroben mit ihren Sparringspartnern (siehe ab Seite 50), den Immunzellen im Darm, liegt. Ihre These stützt sich auf die zentrale Bedeutung des darmeigenen Immunsystems, die es ja nicht nur für die Vorgänge vor Ort, sondern für alle immunologischen Prozesse im Körper hat – bis hinauf ins Gehirn. Werden die Immunzellen im Darm nun von Stoffwechselprodukten ihrer mikrobiellen Nachbarn dazu veranlasst, Entzündungsbotenstoffe freizusetzen, stoßen sie womöglich auch eine fatale Entzündungskaskade an, an deren Ende die schädlichen Eiweißablagerungen stehen. Soweit die Theorie. Bis geklärt ist, ob sie stimmt, gilt es für die Wissenschaftler erst einmal, weitere Untersuchungen auf den Weg zu bringen, um die schützenden und schädlichen Bakterienarten zu identifizieren.

Multiple Sklerose – wenn das Immunsystem Körpereigenes angreift

Bei der multiplen Sklerose (MS) sind die Forscher schon einen Schritt weiter: Sie konnten zeigen, dass Darmbakterien nicht nur bei MS-kranken Mäusen, sondern auch bei MS-kranken Menschen eine Rolle spielen. Es lässt sich sogar ein Muster erkennen: Wie bei Parkinson- oder Alzheimer-Kranken unterscheidet sich auch bei MS-Patienten die Zusammensetzung der Darmbakterien von der bei Gesunden. Und ebenso ist ihr Darmmikrobiom verarmt: Die Artenvielfalt ist geschrumpft, ganze Bakterienkolonien sind verschwunden.
Allerdings weiß man auch bei multipler Sklerose noch nicht, welche Bakterienarten in das Krankheitsgeschehen involviert sind. Am Klinikum der Universität München läuft gerade eine Studie, die genau das herausfinden möchte; den gastroenterologischen Teil des Projekts betreut Mitautor Florian Beigel. Es werden Proben aus dem Dünndarm von eineiigen Zwillingen untersucht, bei denen einer an MS erkrankt ist und der andere nicht. In einer vorangegangenen Studie war bereits festgestellt worden, dass Mäuse

krankheitstypische Symptome entwickeln, wenn ihnen Darmbakterien von MS-Patienten übertragen werden. Diese stammten allerdings aus dem Dickdarm. Jetzt werden die Darmkeime untersucht, die das Ende des Dünndarms besiedeln. Diese Mikroben stehen dort nämlich in engstem Kontakt zu speziellen Lymphfollikeln (Peyer Plaques), die als Teil des lymphatischen Systems an der körpereigenen Abwehr beteiligt sind. Und dem Immunsystem wiederum kommt eine Schlüsselrolle zu, denn multiple Sklerose ist eine Autoimmunerkrankung. Typisch für die Erkrankung ist jedoch, dass die entzündlichen Prozesse Hand in Hand mit neurodegenerativen Prozessen gehen. Körpereigene Immunzellen attackieren die Myelinhüllen von Nervenfasern des zentralen Nervensystems und tragen so dazu bei, dass Nerven und ihre Fortsätze absterben. Dabei werden auch entzündungsfördernde Botenstoffe freigesetzt, die an vielen Stellen in Gehirn und Rückenmark zu Entzündungen führen.
Welche Beschwerden auftreten, hängt davon ab, welche Bereiche im zentralen Nervensystem von den Entzündungsherden (Plaques) beziehungsweise vom Untergang der Nervenzellen betroffen sind. Dementsprechend vielfältig ist das Erscheinungsbild; etwa fünf Prozent der Betroffenen entwickeln schwere Behinderungen und sind auf den Rollstuhl angewiesen.

Propionsäure hilft MS-Kranken, sich besser zu fühlen

Fehlen Darmkeime, fehlen dem Körper auch die von ihnen gebildeten Substanzen – das gilt für Botenstoffe ebenso wie für Stoffwechselprodukte. Und es gibt immer mehr Hinweise, dass bereits der Mangel eines dieser Stoffe Krankheiten befeuern oder gar auslösen kann. In der MS-Forschung ist es die Propionsäure, die in den Fokus gerückt ist. Zur Erinnerung: Eine der zentralen Aufgaben der Darmbakterien ist es, unverdauliche Ballaststoffe zu kurzkettigen Fettsäuren umzubauen – und eine davon ist die Propionsäure. Ihrer Bedeutung kamen 2015 Forscher am Universitätsklinikum Freiburg auf die Spur. Sie stellten fest, dass bestimmte Immunzellen (Mikroglia) im Gehirn Propionsäure benötigen, um ihrer Aufgabe als Fresszellen nachkommen zu können, Keime und abgestorbene Nervenzellen im Gehirn zu beseitigen. Und die Anzahl genau dieser Immunzellen ist bei multipler Sklerose verringert. Eine Untersuchung am St.-Josef-Hospital in Bochum drei Jahre später brachte weitere Details zutage: Alle 100 MS-kranken Teilnehmer hatten ungewöhnlich wenig Propionsäure in ihrem Blut. Gab man den Probanden jedoch Propiat, wurde das Salz im Darm zu Propionsäure umgewandelt – und die Teilnehmer fühlten sich wieder energiegeladener, wacher und konzentrierter. Dazu passten die Laborergebnisse: Es hatten sich wieder mehr Immunzellen gebildet, wohingegen die Anzahl der Entzündungszellen zurückgegangen war. Damit war klar: Das Darmmikrobiom beeinflusst auch die Immunabwehr des Gehirns – vor ein paar Jahren hätte man darüber noch ungläubig den Kopf geschüttelt. Auch wenn sich die experimentellen Ergebnisse nicht verallgemeinern lassen und klinische Daten zur Wirksamkeit noch ausstehen, gibt es immer mehr Ärzte, die keine Bedenken haben, ihren MS-Patienten zu empfehlen, Propionsalz einfach auszuprobieren. Das Salz ist gut verträglich und es ist auch als Nahrungsergänzungsmittel rezeptfrei in Apotheken erhältlich. Aber natürlich erhofft sich die Forschung von ihrer Entdeckung auch wertvolle Impulse für neue Therapien.

Info

PROPIONSÄURE BEI HERZ-KREISLAUF-ERKRANKUNGEN

Die Propionsäure, die von den Darmbakterien aus Ballaststoffen hergestellt wird, bewahrt Mäuse mit Bluthochdruck vor Folgekrankheiten wie eine krankhafte Vergrößerung des Herzens, Herzrhythmusstörungen oder Gefäßschäden. Das haben 2018 Wissenschaftler des Max-Delbrück-Centrums für Molekulare Medizin und des Universitätsklinikums Charité in Berlin herausgefunden. Außerdem beobachteten sie, dass Propionsäure beruhigend auf die Immunzellen wirkt und so verhindert, dass diese den Blutdruck in die Höhe treiben. Die Forscher leiten davon ab, dass zumindest Patienten mit einer Herz-Kreislauf-Erkrankung, die einen Propionsäure-Mangel haben, von einer Behandlung mit der kurzkettigen Fettsäure profitieren könnten – die Vorbereitungen für die Folgestudie mit menschlichen Probanden laufen bereits. Interessant ist das Ergebnis auf jeden Fall. Denn es erklärt, warum eine ballaststoffreiche Ernährung, wie sie Ernährungsgesellschaften schon seit vielen Jahren empfehlen, Herz-Kreislauf-Krankheiten vorbeugt.

Lässt sich Autismus mit Stuhltransplantationen behandeln?

Autismus gehört nicht zu den neurodegenerativen Erkrankungen. Aber sie ist eine neurologische Entwicklungsstörung, an der vermutlich eine gestörte Kommunikation zwischen den Nervenzellen im Gehirn beteiligt ist. Letztlich sind die genauen Ursachen für Autismus nach wie vor unklar. Fest steht jedoch: Autismus zeigt ein Spektrum an Merkmalen, die bei den Betroffenen unterschiedlich stark ausgeprägt sind – deshalb spricht der Arzt auch von einer »Autismus-Spektrum-Störung«, kurz ASD (von englisch autism spectrum disorder). Typisch ist aber, dass Autisten zum Beispiel eine andere Wahrnehmungsverarbeitung, andere Denkmuster und eine andere Art der sozialen Interaktion und Kommunikation haben als Nicht-Autisten. Deshalb fällt es ihnen auch oft so schwer, mit nicht-autistischen Menschen zurechtzukommen – und umgekehrt.

Autistische Kinder haben sehr viel häufiger unter Magen-Darm-Problemen mit chronischer Verstopfung, Durchfall und Bauchschmerzen zu leiden als nicht-autistische Kinder. Das hat auch die Aufmerksamkeit der Mikrobiomforscher erregt. Zu Recht. Inzwischen gilt es als erwiesen, dass die Mikrobenvielfalt im Darm von autistischen Kindern in der Regel deutlich geringer ist als bei nicht-autistischen Kindern. Zu dieser Beobachtung passt: Erhalten Mäuse Stuhltransplantate autistischer Kinder, zeigen sie drei typische Symptome autistischen Verhaltens: Sie interagieren mit ihren Artgenossen deutlich weniger, sie geben kaum Laute von sich und sie neigen zu Ticks, indem sie zum Beispiel ständig Bewegungen wiederholen. Aber vielleicht ist man jetzt einen großen Schritt weitergekommen: Es könnte sein, dass sich mit einer speziellen Form der Stuhltransplantation eine Milderung der autistischen Kernsymptomatik erzielen lässt. Alles begann mit einer Studie, bei der man autistischen Kindern ein Antibiotikum gab, um die Darmbakterienlandschaft erst zu eliminieren und sie dann mit Probiotika wiederaufzubauen. Tatsächlich besserten sich die Symptome – und zwar nicht nur die Verdauungsbeschwerden, sondern auch die autistischen Auffälligkeiten. Aber

leider nur vorübergehend: Bereits nach wenigen Wochen war der positive Effekt verpufft.
Bei der nächsten Studie wurde das natürliche Darmmikrobiom der Probanden (18 autistische Kinder, im Durchschnitt elf Jahre alt) zunächst mithilfe von Antibiotika und einer Darmreinigung zum Verschwinden gebracht. Dann erhielten die Kinder über mehrere Wochen täglich eine Hochdosis von aufbereiteten menschlichen Stuhlbakterien als Erhaltungsdosis verabreicht: entweder mithilfe eines Einlaufs oder als Bakteriencocktail zum Trinken (schmackhaft gemacht durch Saft oder Schokoladenmilch). Schon nach kurzer Zeit stellten sich erste Erfolge ein. Allen 18 Kindern ging es deutlich besser: Sie klagten kaum mehr über Verdauungsprobleme und auch die Autismus-Symptome waren weniger ausgeprägt. Parallel dazu hatte die Bakterienvielfalt im Darm zugenommen; vor allem hatten sich vermehrt *Prevotella*-Bakterien angesiedelt. Im April 2019 bestätigte die verantwortliche Forschergruppe vom Biodesign Institute der Arizona State University im Fachmagazin *Scientific Reports*, dass es den beteiligten Kindern zwei Jahre später immer noch gut ging. Man muss allerdings sagen: Das schöne Ergebnis besagt leider nicht, dass es sich tatsächlich um einen Durchbruch handelt. Abgesehen von der sehr geringen Teilnehmerzahl war die Studie nicht placebokontrolliert – ein Placeboeffekt lässt sich also nicht völlig ausschließen. Gewissheit können jetzt die Phasen zwei und drei der Studie bringen, bei denen auch Placebokontrollen vorgesehen sind. Bei vielen Eltern autistischer Kinder hat die Studie natürlich große Hoffnungen geweckt. Die Seniorautorin der Studie, Rosa Krajmalnik-Brown, warnt jedoch ausdrücklich vor schwerwiegenden Darminfektionen bei Do-it-yourself-Versuchen.

Aufruhr im Darm:

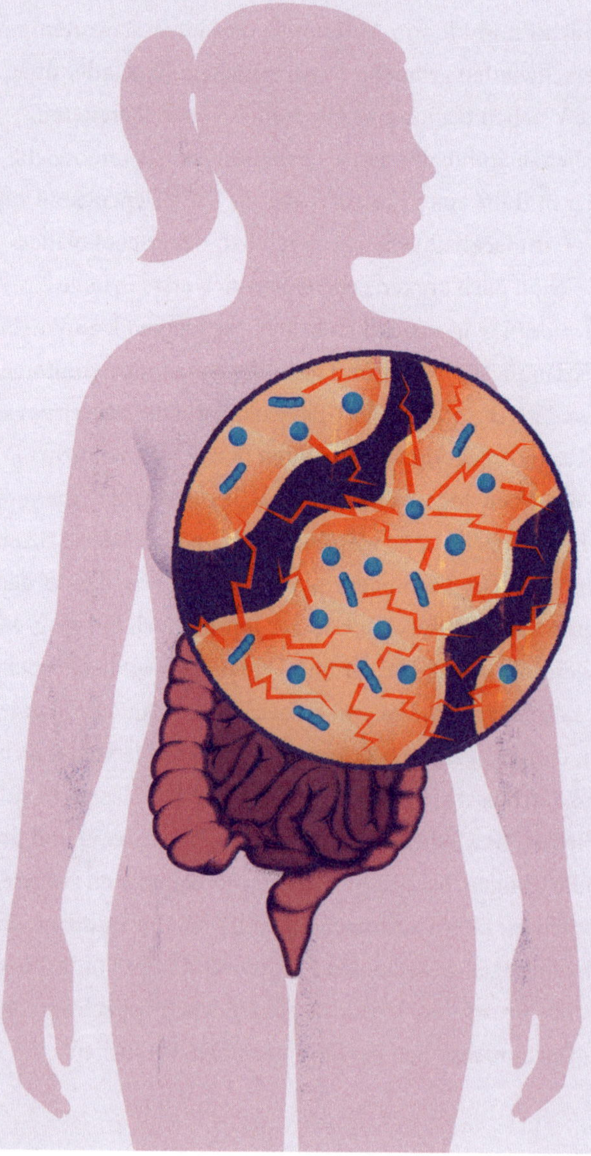

Macht uns das Mikrobiom krank?

Jeder von uns erleidet im Lauf seines Lebens mindestens einmal eine Darmerkrankung. Sind krankmachende Bakterien oder Viren die Ursache, klingen die Beschwerden meist nach einigen Tagen von selbst wieder ab (zumindest in unseren Breitengraden). Anders ist es bei einem Reizdarm oder bei den beiden chronisch-entzündlichen Darmerkrankungen (CED) Morbus Crohn und Colitis ulcerosa: Für sie sind wiederkehrende Krankheitsschübe typisch, die Tage und Wochen anhalten können. Die durch sie hervorgerufenen Beschwerden können so heftig sein, dass sie den Alltag des Betroffenen bestimmen und Einfluss auf seine Lebensgestaltung nehmen; manchmal ist im akuten Schub einer chronisch-entzündlichen Darmerkrankung auch ein Krankenhausaufenthalt notwendig. Hinzu kommt: Obwohl es durchaus Zeiten ohne Beeinträchtigungen gibt, sind weder der Reizdarm noch Morbus Crohn und Colitis ulcerosa heilbar.

SCHWIERIGE DIAGNOSEFINDUNG

Herauszufinden, ob ein Reizdarm oder eine chronisch-entzündliche Darmerkrankung hinter den Beschwerden steckt, kann selbst für den erfahrenen Gastroenterologen eine Herausforderung sein. Ein Grund ist, dass gerade im Anfangsstadium einer CED die Symptome denen eines Reizdarms stark ähneln können. Klarheit kann dann nur der direkte Blick ins Darminnere im Rahmen einer Darmspiegelung (siehe Seite 185) bringen.

Für CED-Patienten ist die genaue Begutachtung der Darmschleimhaut (neben einer Messung des Entzündungsmarkers Calprotectin im Stuhl, siehe Seite 218) die wichtigste Methode, um die typischen krankhaften Veränderungen des Darms wie eine raue, zerklüftete Oberfläche, Geschwüre, Verengungen oder Blutungen aufzuspüren.

Bei Reizdarmkranken ist die Darmschleimhaut dagegen glatt und intakt; sie profitieren von einer Darmspiegelung also praktisch nur durch die gute Nachricht, dass nichts Auffälliges gefunden wurde. Ihnen wäre zu wünschen, dass es eine weniger aufwendige Diagnostik gäbe – zum Beispiel einen einfachen Test, bei dem eine Stuhlprobe gezielt auf bestimmte Bakterienarten überprüft wird und anhand derer dann die eine Krankheit sicher von der anderen abgegrenzt werden kann.

Der Gedanke ist gar nicht so abwegig. Tatsächlich beherbergt der Darm von Menschen mit einer chronischen Darmerkrankung ein Mikrobiom, das gegenüber Gesunden etwas anders zusammengesetzt ist. Es sind andere Bakterienstämme, die verstärkt vertreten oder reduziert sind, und es sind insgesamt sehr viel weniger Arten vorhanden als bei Menschen ohne eine chronische Darmerkrankung. Speziell beim Reizdarm kann es zudem sein, dass sich im Dünndarm der Betroffenen Bakterien tummeln, die dort normalerweise nicht hingehören (SIBO, siehe Seite 40). Und dann ist es auch noch so, dass sich die Bakteriengemeinschaft im Darm eines Reizdarmpatienten von der eines CED-Patienten unterscheidet. Ebendiesen Umstand würden die Forscher gern zu differenzialdiagnostischen Zwecken nutzen.

Bevor wir nun auf die Ergebnisse der Forschung zu sprechen kommen, sollen die Krankheiten, um die es in diesem Kapitel geht, näher vorgestellt werden.

Krankheitsbild Reizdarm

Jahrzehntelang wurde der Reizdarm als »funktionelle Störung« verstanden, also als ein Krankheitsbild ohne körperliche Ursache. Die Folge war, dass der Leidensdruck der Betroffenen oft nicht ernstgenommen und als rein psychisches Problem abgetan wurde. Das hat sich geändert. Denn inzwischen ist klar: Ein Reizdarm geht sehr wohl mit körperlichen Veränderungen einher, und zwar mit ganz spezifischen, nur für diese Erkrankung typischen Merkmalen. Die wichtigsten haben wir Ihnen bereits auf Seite 128 genannt. Dazu gehört: Reizdarmpatienten sind sehr viel empfindlicher gegenüber Dehn- und Schmerzreizen (viszerale Hypersensitivität), die Motilität ihres Darms ist gestört (Durchfall und / oder Verstopfung!), ihr Darmmikrobiom ist signifikant verändert (was wiederum eine gestörte Barrierefunktion der Darmschleimhaut zur Folge hat) und sehr wahrscheinlich liegt auch eine Störung der Signalfunktion von Serotonin im Nervensystem des Darms vor – so wie überhaupt von einer tief greifenden Störung der Mikrobiom-Darm-Hirn-Achse ausgegangen werden muss. Deshalb bezeichnen einige Ärzte den Reizdarm heute auch als neurogastroenterologische Erkrankung.

Heterogenes Krankheitsbild

Doch wie äußert sich ein Reizdarm? Krampfartige Bauchschmerzen, Völlegefühl, Blähungen, Druckgefühle im Unter-, im rechten

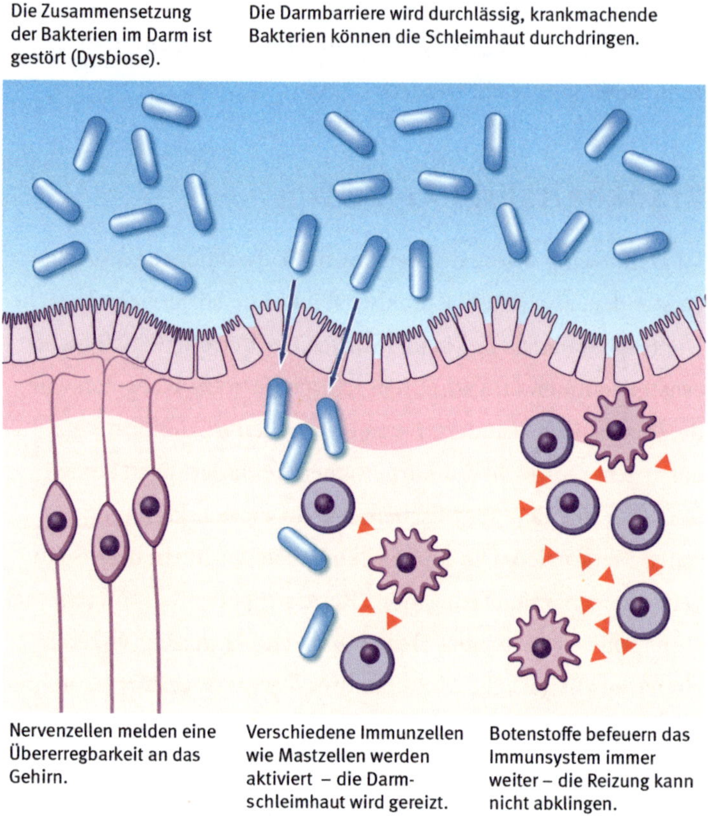

So könnte sich das Geschehen im Darm bei einigen Reizdarm-Formen darstellen – gesichert ist dieses Szenario allerdings nicht.

oder linken Oberbauch, Verstopfung, Durchfall beziehungsweise harter (kotsteinartiger) oder weicher Stuhl (oft mit Schleimauflagerungen) – wer unter einem Reizdarm leidet, kann mit fast der gesamten Palette an Verdauungsstörungen konfrontiert werden. Die Belastungen, die für den Betroffenen mit der Erkrankung verbunden sind, sind enorm – zumal immer auch die Psyche leidet, wie Sie inzwischen wissen. Da nützt es wenig, wenn der Arzt versichert, dass die Erkrankung nicht gefährlich ist und sie auch nicht zu einer Verkürzung der Lebenserwartung führt.

Info

GEHÖRT DER REIZDARM ZU DEN CED?

Diese Möglichkeit wird von einigen Wissenschaftlern ernsthaft erwogen, seitdem Forscher der Universität Bonn 2011 die Achse »Darm-Immunsystem« ins Visier genommen und dabei ihr Augenmerk vor allem auf die Mastzellen gelegt haben. Diese Immunzellen kommen in großer Anzahl auch im Darm vor und sind wesentlich an der Körperabwehr von Krankheitserregern beteiligt; hierfür setzen sie zahlreiche Entzündungsbotenstoffe (zum Beispiel Histamin) frei. Die Studie legt nahe, dass vielleicht doch (niedriggradige) Entzündungsvorgänge an der Entstehung des Reizdarms beteiligt sind. Auslöser könnte eine Überaktivität der Mastzellen sein. Schon länger ist bekannt, dass krankhaft veränderte Mastzellen auch ohne Feind von außen aktiv werden und dann zum Beispiel Darmsymptome auslösen können. Die Untersuchung war jedoch die erste, bei der beide Krankheitsbilder in einen Zusammenhang gebracht wurden. Mittlerweile gehen die Forscher davon aus, dass eine solche Immunaktivierung nicht bei allen, aber womöglich bei einigen Reizdarmpatienten eine Rolle spielt. Was einmal mehr deutlich macht: Auch dieser Erklärungsansatz taugt nur bedingt dazu, das Wesen des facettenreichen Krankheitsbilds Reizdarm in seiner ganzen Komplexität zu erfassen.

Allein in Deutschland sind mindestens sieben Millionen Menschen betroffen. Manchmal ist den ersten Symptomen eine Antibiotikatherapie vorausgegangen, mitunter tritt die Erkrankung im Anschluss an eine Darminfektion auf. Aber wahrscheinlicher ist, dass der Betroffene im Nachhinein *den* Auslöser gar nicht genau benennen kann – die Beschwerden haben sich einfach so in sein Leben geschlichen.

Verschiedene Reizdarm-Typen

Nicht alle haben dieselben Symptome. Deshalb sprechen die Ärzte von verschiedenen Typen, je nachdem ob Durchfälle (Typ I), Verstopfung (Typ II), Durchfall im Wechsel mit Verstopfung (Typ III) oder Blähungen und Bauchschmerzen infolge einer vermehrten Gasbildung (Typ IV) dominieren. Viele Reizdarmpatienten leiden darüber hinaus unter einer Unverträglichkeit von Kohlenhydraten; am häufigsten sind eine Milchzucker- und Fruktoseunverträglichkeit. Außerdem hat kürzlich eine Studie der beiden Gastroenterologen Detlef Schuppan von der Universität Mainz und Annette Fritscher-Ravens von der Universität Kiel gezeigt, dass auch Weizen eine überschießende Antwort des Immunsystems auslösen und dann die typischen Beschwerden eines Reizdarms hervorrufen kann (veröffentlicht Ende 2018 in der Fachzeitschrift *Gastroenterology*). Von den 155 Teilnehmern – alle Reizdarmpatienten – reagierten 60 Prozent auf Weizen (und nur fünf bis zehn Prozent auf Milch oder Soja) mit Bauchschmerzen, Blähungen und Durchfall – aber nicht wegen des Klebereiweißes Gluten, das bei Zöliakie nicht vertragen wird, sondern wegen der sogenannten Amylase-Trypsin-Inhibitoren (ATI), einer Gruppe von Proteinen, die vor allem in Weizen, aber auch in

Roggen, Dinkel, Emmer oder Gerste vorkommen und die als natürliche Abwehrstoffe unter anderem vor Krankheiten und Parasiten schützen. Die Forscher nennen diese Reaktion »atypische Allergie«, weil die Symptome im Gegensatz zu einer klassischen Allergie oft erst Stunden später auftreten und zudem bestimmte allergietypische Antikörper (Immunglobulin E, IgE) im Blut nicht nachgewiesen werden können. Verzichteten die Betroffenen auf den Verzehr von Weizen, besserten sich die Symptome innerhalb weniger Tage, mitunter verschwanden sie sogar ganz.

Die *eine* Therapie gibt es nicht!

Ein so facettenreiches Krankheitsbild, das zudem viele individuelle Auslöser hat und dessen Ursache nach wie vor unklar ist, lässt sich natürlich nicht mit der *einen* Standardtherapie behandeln. Deshalb richten die Ärzte die Therapiestrategie vor allem an den Beschwerden des Patienten und an seinen Lebensumständen aus. Welche Maßnahme hilft und welche weniger, kann letztlich nur der Betroffene selbst beurteilen.

Ein erster Schritt ist, herauszufinden, welche Faktoren die Beschwerden auslösen oder verschlimmern können. Ist es Stress? Sind es Nahrungsmittel oder eine bestimmte Zubereitung? Welche Rolle spielt die psychische Verfassung? Wie wirken sich Infekte aus? Gibt es Phasen im weiblichen Zyklus, in denen die Beschwerden besonders schlimm sind?

Um sich über die Trigger klar zu werden, kann es hilfreich sein, eine Weile eine Art Tagebuch zu führen. Die Auslöser möglichst zu meiden, ein gutes Stressmanagement zu entwickeln (zu dem auch das Erlernen einer Entspannungsmethode gehören kann), die Ernährung umzustellen und alles wegzulassen, was nicht

Info

FODMAP-DIÄT – HILFREICH FÜR REIZDARMPATIENTEN

Es gibt keine einheitlichen Ernährungsempfehlungen für Reizdarmpatienten. Wissenschaftler der Universität Melbourne haben jedoch für sie eine Spezialdiät entwickelt: die FODMAP-Diät. Die Abkürzung steht für »fermentable oligo-, di- and monosaccharides and polyols« – also für kurzkettige, vergärbare Kohlenhydratverbindungen wie Fruktose, Fruktane, Laktose, Galaktose oder Zuckeraustauschstoffe (etwa Xylit oder Sorbit). Da diese vom Dünndarm kaum resorbiert werden können, gelangen sie unverändert in den Dickdarm, wo sie von den Darmbakterien abgebaut (fermentiert) werden. So gesehen sind FODMAPS nicht generell schädlich; viele von ihnen gehören sogar zu den präbiotischen Substanzen (siehe Seite 209), weil sie den schleimhautschützenden Bakterienarten wie *Akkermansia muciniphila* als Nahrung dienen. Gleichwohl wird vermutet, dass die bei der Aufspaltung entstehenden Gärungsprozesse die Entzündungsreaktionen der Darmschleimhaut und so auch ein Leaky-Gut-Syndrom (siehe Seite 48) auslösen, aber auch die Symptome eines Reizdarms verschlimmern könnten. In der Reizdarmtherapie gehört eine FODMAP-arme Ernährung zu den Standardempfehlungen.

Hierfür muss man jedoch auf einiges verzichten: auf Knoblauch, Zwiebeln und Kohl, auch auf Pilze, Brokkoli und viele beliebte Obstsorten wie Äpfel, Pfirsiche, Kirschen oder Weintrauben.

Im Idealfall fühlen sich die Betroffenen schon bald deutlich besser. Bleibt eine Besserung aus, sollte man die extrem strenge Form der Diät wieder aufgeben – warum unnötig Verzicht üben? Zudem können bei zu einseitiger Ernährung Mangelerscheinungen drohen.

(gut) vertragen wird – das sind die wichtigsten Maßnahmen, um sich wieder besser zu fühlen.
Manchmal sind die Schmerzen und der damit verbundene Leidensdruck jedoch so groß, dass der Arzt dazu rät, ergänzend Medikamente einzunehmen und / oder eine Psychotherapie zu beginnen. Geht der Arzt von einer Fehlbesiedelung des Dünndarms aus, wird er eventuell ein spezielles Antibiotikum (wie Rifaximin) empfehlen. Auch wenn es fast ausschließlich im Darm verbleibt und nur zu einem Bruchteil in den Körperkreislauf gelangt, ist sein Einsatz umstritten.
Einigen Reizdarmpatienten hilft Hypnotherapie, salopp auch Darmhypnose genannt. Gearbeitet wird unter anderem mit Gedankenreisen oder Vorstellungskraft mit dem Ziel, Schmerzsignale abzumildern und überreizte Darmnerven durch gezielte Ruhetrancen wieder in einen gesunden Grundzustand zu bringen.

Probiotika – einen Versuch ist es wert

2011 hat die Deutsche Gesellschaft für Gastroenterologie, Verdauungs- und Stoffwechselkrankheiten (DGVS) erstmals die Therapie mit Probiotika in ihre Leitlinien zur Behandlung des Reizdarmsyndroms aufgenommen. Empfohlen werden zum Beispiel *Bifidobacterium infantis* und *Lactobacillus casei* Shirota zur Linderung von Blähungen; verschiedene *Lactobacillus*- und *Bifidobacterium*-Stämme (etwa *Lactobacillus rhamnosus*, *Lactobacillus gasseri* oder *Bifidobacterium bifidum* MIMBb75) könnten bei Durchfall und *E. coli* Stamm Nissle wie auch *Bifidobacterium lactis* bei Verstopfung eine Option sein. Es kann sein, dass Sie schrittweise ausprobieren müssen, was Ihnen hilft (siehe auch Interview Seite 183).

Chronisch-entzündliche Darmerkrankungen (CED)

Was es für Körper und Psyche bedeutet, wenn die Barrierefunktion versagt und die Darmschleimhaut so löchrig wird, dass Bakterien mühelos in ihre untersten Schichten bis hinein in die Darmwand eindringen können, müssen Patienten mit einer chronisch-entzündlichen Darmerkrankung wie Morbus Crohn oder Colitis ulcerosa immer wieder leidvoll erleben. Verschärft wird die prekäre Lage im Darm durch den massiven Verlust der Artenvielfalt wie auch durch die Verschiebung des Mikrobioms zulasten der schützenden Bakterien – eine Konstellation, die, wie Ihnen inzwischen bekannt ist, das Entzündungsgeschehen im Darm weiter anheizt und vielleicht sogar initiiert.
Allerdings: Kein Forscher kann im Moment mit Sicherheit sagen, ob die Dysbiose (siehe Seite 71) Ursache oder doch eher eine Folge der entzündlichen Vorgänge ist. Und ebenso wenig ist klar, weshalb im Darm eines CED-Patienten ein Mangel an Defensinen herrscht. Sie erinnern sich? Das sind die winzigen Peptide, die auch körpereigene Antibiotika genannt werden und die zum einen die Zusammensetzung der Darmbakteriengemeinschaft regulieren und zum anderen verhindern, dass Bakterien in die Darmschleimhaut eindringen und so eine Entzündung auslösen können. Bei Morbus-Crohn-Patienten ist man sich mittlerweile sicher, dass bestimmte Zellen (Paneth-Zellen) in der Schleimhaut ihres Dünndarms zu wenig Defensine bilden; bei Colitis-ulcerosa-Patienten scheint dies nicht der Fall zu sein.
Aber natürlich werden bei der Suche nach der Ursache auch die üblichen Verdächtigen wie eine genetische Veranlagung oder be-

stimmte Umweltfaktoren (allen voran Rauchen) und eine Antibiotikatherapie in der Kindheit als Auslöser diskutiert. Was genau eine CED hervorruft, lässt sich jedoch immer noch nicht mit Sicherheit sagen; vermutlich ist ein Zusammenspiel der Faktoren verantwortlich. Stress, aber auch bestimmte Nahrungsmittel sind weitere wichtige Faktoren, die sich ungünstig auf die Entzündungsaktivität im Darm auswirken können.

Wie unterscheiden sich beide Krankheiten?

Beide Patientengruppen sind vor allem im akuten Schub ihrer Erkrankung einem enormen Leidensdruck ausgesetzt. Das Krankheitsbild eines Morbus Crohn ist jedoch ein anderes als das einer Colitis ulcerosa. Denn Art, Ort und Ausdehnung der Entzündung variieren (siehe auch Illustration Seite 169).

Unterschiedliche Ausdehnung: Bei **Morbus Crohn** kann von der Mundhöhle bis zum After das gesamte Verdauungssystem befallen sein; besonders oft kommt es zu Entzündungen am unteren Dünndarm (terminales Ileum) und am oberen Abschnitt des Dickdarms oder auch an deren Übergangsstelle. (Interessant: Hier herrscht ein extremes Konzentrationsgefälle der Darmbakterien: viele Keime im Dickdarm, wenige im Dünndarm.) Außerdem sind alle Schichten der Darmwand betroffen, wobei sich entzündete Abschnitte mit entzündungsfreien Regionen abwechseln. Dagegen bleibt das Entzündungsgeschehen bei **Colitis ulcerosa** auf die oberflächlichen Schleimhautschichten der Dickdarm- und Enddarmwand beschränkt. Typisch sind zahlreiche Entzündungsherde und kleinere Geschwüre, die zu Blutungen neigen.

Unterschiedliche Symptome: Die Krankheitserscheinungen eines **Morbus Crohn** hängen wesentlich davon ab, an welchem Abschnitt des Verdauungstrakts sich die Entzündung abspielt. Häufig werden die Betroffenen von kolikartigen Schmerzen im rechten Unterbauch geplagt, bei **Colitis ulcerosa** ist es eher der linke Unterbauch. Hinzu kommen Durchfälle in kurzen Intervallen, bei Colitis-ulcerosa-Patienten können sie sehr häufig am Tag auftreten. Die Durchfälle weisen oft Blutbeimengungen auf oder sie sind, insbesondere bei Colitis ulcerosa, schleimig-blutig. Vielen CED-Patienten macht zudem zu schaffen, dass sie nicht über ihre gewohnte Energie verfügen; sie nehmen ab und sind chronisch müde (oft infolge eines Mangels an Eisen oder Vitamin B_{12}), ebenso ist Fieber in den akuten Phasen keine Seltenheit. Hinzu kommt, dass es auch außerhalb des Darms zu Entzündungsvorgängen kommen kann, allen voran an den Gelenken oder an der Haut, aber auch an den Augen; hiervon sind Colitis-ulcerosa-Patienten etwas häufiger betroffen.

Wie die meisten Reizdarm-Patienten (siehe Seite 162) leidet auch fast jeder CED-Patient unter mindestens einer individuellen Nahrungsmittelunverträglichkeit. Diese kann von Dauer sein oder aber nur phasenweise auftreten, sie kann einen bestimmten Nahrungsbestandteil oder eine ganze Gruppe von Lebensmitteln betreffen. Und manchmal ist es auch die Zubereitungsart, die darüber entscheidet, ob etwas gut oder nicht vertragen wird. Unverträglichkeiten aufzuspüren und den ermittelten Nahrungsbestandteil dann konsequent zu meiden, gehört deshalb zu den wichtigsten Ernährungsprinzipien bei einer CED.

Hohes Komplikationsrisiko: Deutliche Unterschiede gibt es bei den möglichen Komplikationen. **Morbus-Crohn-Kranke** müssen zum Beispiel häufiger mit der Bildung von Eiteransammlungen (Abszessen) und Fistelverbindungen rechnen. Eine solche Fistel

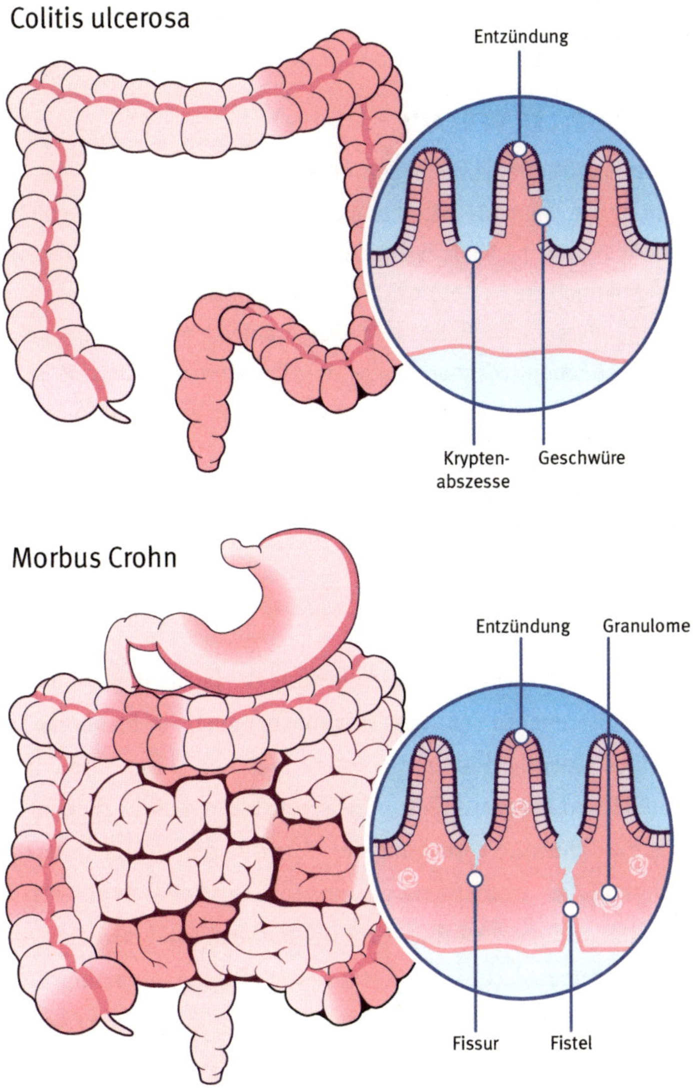

Unterschiede zwischen Colitis ulcerosa und Morbus Crohn auf einen Blick – dunkler gefärbt sind betroffene Bereiche, rechts das Geschehen im Darm.

Info

INDIVIDUELLER VERLAUF

Oft treten die Erkrankungen Morbus Crohn oder Colitis ulcerosa erstmals auf, wenn die Betroffenen zwischen 15 und 30 Jahre alt sind. Aber prinzipiell können Menschen jeden Alters daran erkranken. Und auch die Symptome und der Verlauf sind von Patient zu Patient unterschiedlich. So kann die Erkrankung mild und mit großen Zeitspannen zwischen den akuten Schüben verlaufen, sie kann aber auch von heftigen Entzündungsaktivitäten geprägt sein. Zudem können im individuellen Krankheitsverlauf Veränderungen auftreten, etwa indem gegenüber früheren Schüben plötzlich andere Symptome im Vordergrund stehen.

kann praktisch überall in die Umgebung des befallenen Darmabschnitts führen: um den Anus herum, aber auch zur Blase oder zur Haut. Oder der Fistelgang besteht zwischen Dünn- und Dickdarm. Heilen die entzündeten Stellen ab, bleiben oft Narben zurück, die dann eine Verengung des Darms hervorrufen können; in diesen Fällen ist meist ein operativer Eingriff notwendig. Darüber hinaus haben Morbus-Crohn-Patienten, bei denen die Entzündung nur schlecht kontrolliert werden kann, ein erhöhtes Darmkrebsrisiko – das allerdings niedriger ist als das von **Colitis-ulcerosa-Patienten**. Eine weitere gefürchtete, aber seltene Komplikation der Colitis ulcerosa ist eine Überdehnung des Dickdarms (toxisches Megakolon), wodurch es zu einem lebensgefährlichen Darmdurchbruch kommen kann.

Nicht heilbar, aber doch behandelbar

Bislang ist eine chronisch-entzündliche Darmerkrankung nicht heilbar. Aber es ist möglich, eine lang andauernde beschwerdefreie Phase (Remission) zu erreichen: Schübe und allgemeine Be-

Info

VORSICHT, MANGELERSCHEINUNGEN!

Entzündetes Gewebe kann seine physiologische Funktion nicht ausüben. Deshalb gehört es zum Wesen einer CED, dass der Darm in den entzündeten Regionen in seiner Funktion als Resorptionsorgan gestört ist – es entsteht eine Malabsorption. Das bedeutet: Vorverdaute Nahrungsbestandteile können nur noch vermindert aufgenommen werden. Dies führt zu einem Mangel an Nährstoffen, insbesondere an Eisen, Vitamin D und Folsäure, aber auch an Magnesium, Zink oder Selen. Mit Vitalstoffen unterversorgt zu sein, schränkt nicht nur die Lebensqualität ein, sondern dies wirkt sich auch ungünstig auf den Verlauf der chronisch-entzündlichen Darmerkrankung aus. Deshalb sind regelmäßige Blutuntersuchungen zur Abklärung eines möglichen Nährstoffmangels ein Muss für CED-Patienten – auch in den beschwerdefreien Phasen. Hat sich ein Defizit ergeben, gilt es, den Mangel durch eine Substitutionstherapie auszugleichen. Und: Müssen gegen die Entzündung über einen längeren Zeitraum Kortikosteroide eingenommen werden, ist eine ausreichende Kalzium- und Vitamin-D-Zufuhr wichtig – andernfalls droht eine Osteoporose.

einträchtigungen treten nur noch vereinzelt auf, sodass der CED-Kranke über Monate und sogar Jahre weitgehend beschwerdefrei ist. Dies setzt voraus, dass es gelingt, die Entzündungsaktivität nachhaltig einzudämmen und die Schleimhaut im Darm in die Lage zu versetzen, dass sie abheilen kann – auf diese Weise kann auch den gefürchteten Komplikationen vorgebeugt werden. Für dieses Ziel fußt die Behandlung auf zwei Säulen: auf einer medikamentösen Basistherapie zur Bekämpfung der Entzündung (zum Beispiel mit Kortison, Mesalazin oder modernen Biologika wie TNF-Antikörpern). Außerdem gibt es für milde Verläufe einige pflanzliche Stoffe mit einer entzündungshemmenden Wirkung, dazu gehören zum Beispiel Curcumin aus Kurkuma, Weihrauch oder auch eine Kombination aus Myrrhe, Kamillenblütenextrakt und Kaffeekohle.

Lässt sich das Darmmikrobiom bei einer CED positiv beeinflussen ...

... mit Probiotika? Um es gleich vorweg zu sagen: Empfehlungen können wir Ihnen keine geben. Welches Probiotikum welchem Patienten mit einer chronisch-entzündlichen Darmerkrankung in welcher Dosierung und welcher Darreichungsform am besten hilft, ist einfach noch zu wenig erforscht. Einzig über *Escherichia coli* Nissle 1917, ein besonders stabiler *E.-coli*-Keim, der andere pathogene Keime vernichten kann, und seine Wirkung auf den Krankheitsverlauf von Colitis ulcerosa weiß die Fachwelt inzwischen relativ gut Bescheid: Das aus *E. coli* Nissle 1917 hergestellte Probiotikum trägt bei dieser Patientengruppe mit dazu bei, die beschwerdefreie Zeit zu verlängern. Wie alle Probiotika kann sich aber auch *Escherichia coli* Nissle 1917 nicht für immer im Darm ansiedeln. Deshalb muss es dauerhaft eingenommen werden, um seinen Zweck als Erhaltungstherapeutikum zu erfüllen. Zudem gibt es Hinweise, dass es in einer höheren Dosierung (rektal in Form von Klysmen verabreicht) auch im akuten Krankheitsschub einer Colitis ulcerosa hilft. Ob auch Morbus-Crohn-Patienten von einer Probiotika-Behandlung pro-

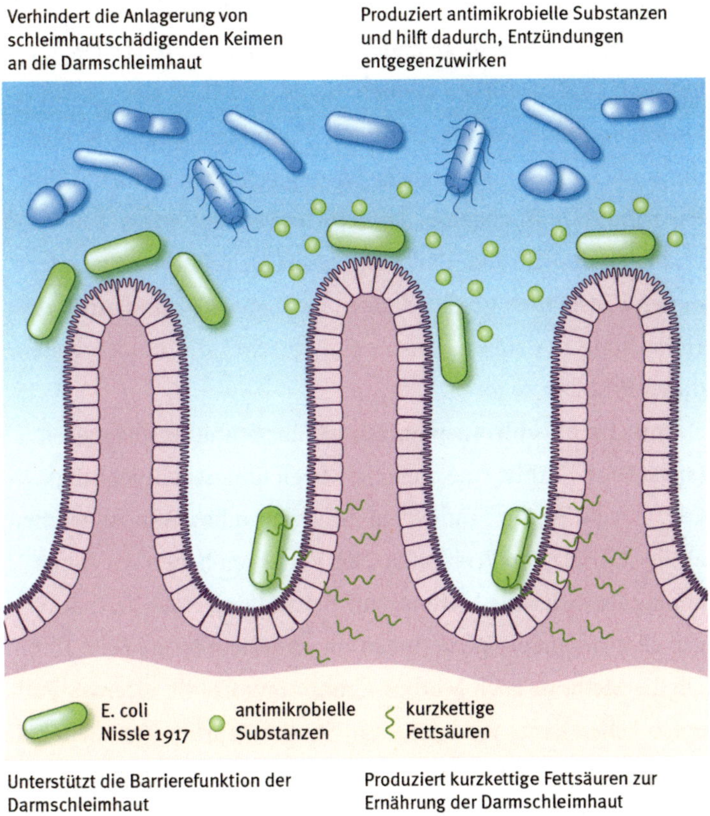

So stellt man sich die Wirkweise von Escherichia coli Stamm Nissle 1917 vor: Der Keim schützt und ernährt die Darmschleimhaut.

fitieren, ist unklar; die aktuelle Datenlage spricht eher dagegen. Das könnte sich ändern, wenn es eines Tages gelänge, *Faecalibacterium prausnitzii* als standardisiertes Probiotikum auf den Markt zu bringen – diesem *Firmicutes*-Vertreter wird unter anderem eine schützende Wirkung vor chronisch-entzündlichen Darmerkrankungen zugeschrieben. Leben zu wenig *Faecalibacterium prausnitzii* im Darm, wird die entzündete Darmschleimhaut einerseits nicht ausreichend mit Butyrat, dem Salz der Buttersäure, (siehe Seite 206) versorgt, andererseits fehlt es an Bakterien, die anti-entzündlich wirken können. Bis es so weit ist, dass *Faecalibacterium prausnitzii* als Arznei zur Verfügung steht, muss allerdings noch eine grundsätzliche Lösung gefunden werden. Denn das Bakterium ist anaerob, das heißt, es verträgt keinen Sauerstoff und kann deshalb außerhalb des Darms nicht überleben. Unter diesen Umständen ist aktuell noch nicht an eine standardisierte Herstellung zu denken. Aber es gibt Forscher, die daran arbeiten, dieses Problem zu lösen.

... mit einer Stuhltransplantation? Eine Stuhltransplantation (siehe Seite 175) ist eine radikalere (weil umfassendere) Möglichkeit, einen direkten Einfluss auf das Darmmikrobiom zu nehmen, als der Einsatz von Probiotika. Das Verfahren haben wir Ihnen bereits als wirksame Methode zur Behandlung einer hartnäckigen *Clostridioides-difficile*-Infektion vorgestellt (siehe Seite 100). Ob die Methode auch Morbus-Crohn- und Colitis-ulcerosa-Patienten helfen kann, wird derzeit in Studien geprüft. Vor allem bei Colitis-ulcerosa-Patienten scheint sie positive Wirkungen zu haben, abschließende Ergebnisse stehen jedoch noch aus. Fest steht allerdings, dass auch eine Stuhltransplantation für einen dauerhaften Effekt regelmäßig wiederholt werden müsste.

Info

STUHLTRANSPLANTATION

Dabei wird der Stuhl eines Gesunden (idealerweise eines Familienmitglieds) entweder direkt in den Darm eingebracht oder über eine Kapsel geschluckt. Trotz erster Versuche Ende der 1950er-Jahre gilt die Stuhltransplantation in Deutschland noch als experimentelles Verfahren, das nur an Teilnehmern einer Studie durchgeführt werden darf oder wenn der Arzt auf einen individuellen Heilversuch entscheidet. Voraussetzung: Alle anderen verfügbaren Therapiemaßnahmen halfen nicht. Eine nicht beherrschbare Infektion mit Clostridien gilt hierzulande als individueller Heilversuch und kann deshalb mithilfe einer Stuhltransplantation behandelt werden – eine CED nicht. Das findet mancher Patient und Mediziner bedauerlich. Die Erwartungen an das Verfahren sind groß. Dennoch birgt eine Stuhltransplantation Risiken, etwa dass krankmachende Erreger übertragen werden, auch wenn der Spender vorab gründlich untersucht wurde. Erst im Juni 2019 hatte sich in den USA ein (immungeschwächter) Erwachsener über eine Stuhltransplantation mit antibiotikaresistenten Keimen (vom Typ ESBL-E. coli) infiziert und war daran gestorben; ein zweiter Patient überlebte knapp. Die amerikanische Arzneimittelbehörde FDA reagierte mit einer Sicherheitswarnung und stoppte einige laufende Studien. Bei uns sind die Sicherheitsanforderungen zwar höher als in den USA, dennoch hat das Bundesinstitut für Arzneimittel und Medizinprodukte die Warnung in ihre Risikoinformationen aufgenommen. Derzeit wird geprüft, ob bei Erkrankungen wie Colitis ulcerosa eine Eigenmikrobiom-Spende (autologe FMT) risikoärmer ist.

NEUE GRUNDLAGEN DURCH EINE STUDIE

Auf Seite 158 haben Sie gelesen, dass sich die Bakteriengemeinschaft im Darm eines Reizdarmpatienten von der eines CED-Patienten unterscheidet und dass die Forscher dies zu differenzialdiagnostischen Zwecken nutzen möchten. Daher arbeiten Wissenschaftler schon länger an aussagekräftigen Stuhltests, allerdings mit begrenztem Erfolg. Bislang mangelte es vor allem an geeigneten Analysemethoden für eine detaillierte Bestandsaufnahme aller im Stuhl enthaltenen Bakterien, die nötig ist, um die jeweiligen Besonderheiten eines krankhaft veränderten Darmmikrobioms genau zu erfassen.
Eine Studie, deren Ergebnis Ende 2018 in der Fachzeitschrift *Science Translational Medicine* veröffentlicht wurde, hat nun neue Grundlagen geschaffen, indem sie charakteristische Unterschiede zwischen dem Darmmikrobiom eines Reizdarmpatienten und dem eines CED-Patienten entschlüsselt hat. Damit könnten als schöner Nebeneffekt die Weichen für einen Stuhltest mit einer akzeptablen Treffsicherheit gestellt worden sein. Hierfür untersuchte eine Gruppe von niederländischen und amerikanischen Forschern unter der Leitung von Arnau Vich Vila von der Universität Groningen 1792 Stuhlproben mit einer hochmodernen, extrem genauen Analysemethode (Whole Genome Shotgun Sequencing). Die Proben stammten von 355 Personen mit einer chronisch-entzündlichen Darmerkrankung und 412 Personen, die an einem Reizdarmsyndrom leiden. 1 025 gesunde Studienteilnehmer dienten als Kontrollgruppe. Das Ergebnis der Analyse war überraschend eindeutig:

Info

KLEINE, ABER BEDEUTSAME UNTERSCHIEDE

Chronisch-entzündliche Darmerkrankungen (CED)

Es fehlen ...

- ... schützende (protektive) Bakterienarten wie *Bifidobacterium longum* oder *Bifidobacterium bifidum*.
- ... fast vollständig *Faecalibacterium prausnitzii* (siehe Seite 174).
- ... *Roseburia*-Arten wie *Roseburia intestinalis*, die vor allem in der Darmschleimhaut vorkommen und Entzündungen hemmen.
- ... Bakterien der Familien *Ruminococcaceae* oder *Lachnospiraceae*, die aus Ballaststoffen kurzkettige Fettsäuren bilden.

Es kommen vor ...

- ... *Bacteroides*-Arten (wie *Bacteroides fragilis*); die meisten sind in der Schleimhaut des Dickdarms angesiedelt.
- ... Vertreter der *Enterobacteriaceae*-Familie (wie *Escherichia*- und *Shigella*-Arten); sie sind Auslöser von blutigem Durchfall etc.

Reizdarm

Es fehlen ...

- ... *Faecalibacterium prausnitzii*; sie sind bei einem Reizdarm jedoch nicht so stark verringert wie bei CED.
- ... *Blautia faecis*, ein Vertreter der *Firmicutes*; der Keim bildet die kurzkettigen Fettsäuren Milchsäure und Essigsäure.

Es kommen vor ...

- ... *Streptococcus*- und *Actinomyces*-Arten, die zu den pathogenen Keimen gehören.
- ... *Eggerthella lenta* (vor allem bei Reizdarm mit Durchfall).

- Bei allen drei Gruppen konnten Leitbakterien ausgemacht werden. Bei den Gesunden waren es die *Actinobacteria*, bei den Patienten mit CED dominierten *Bacteroidetes*, dagegen war die Anzahl an *Firmicutes*-Arten verringert, und im Mikrobiom der Reizdarmpatienten standen *Firmicutes*-Spezies im Vordergrund, *Bacteroidetes* ließen sich nur wenige finden.
- Im Darmbakterienprofil von Colitis-ulcerosa-Patienten und Morbus-Crohn-Patienten gab es eine Reihe von Gemeinsamkeiten, das Profil der Reizdarmpatienten unterschied sich. Diese Unterschiede könnten für die Differenzialdiagnostik nutzbar gemacht werden. Die Entwicklung eines aussagekräftigen Stuhltests ist das nächste Projekt des Forscherteams. Bis der Sprung von der experimentellen Phase in die klinische Praxis gelungen ist, dürften allerdings noch mehrere Jahre vergehen.

Gibt es Darmkrebs-Bakterien?

Wenn es Bakterienarten gibt, die sich mit einem Reizdarm oder einer chronisch-entzündlichen Darmerkrankung in Verbindung bringen lassen – könnte es bei Darmkrebs dann nicht genauso sein? Und wenn dem so ist: Könnte man daraus dann auch einen diagnostischen Nutzen ziehen? Das ist gut möglich. Unter der Leitung des Mikrobiologen Georg Zeller hat ein Forscherteam vom Europäischen Molekularbiologischen Labor (EMBL) in Heidelberg nämlich gerade die Grundlagen für einen Darmkrebstest geschaffen, der ebenfalls auf einer Analyse der Bakterienzusammensetzung im Darm basiert (vorgestellt Anfang April 2019 in der Fachzeitschrift *Nature Medicine*).

Dass ein Stuhltest zur Darmkrebsvorsorge gehört, ist Ihnen bestimmt bekannt. Mit diesem immunologischen Test wird geprüft, ob der Stuhl verstecktes, das heißt nicht sichtbares Blut enthält (iFOB-Test). Fällt der Test positiv aus, bedeutet das jedoch nicht in jedem Fall, dass Darmkrebs vorliegt; auch andere Erkrankungen, die wie eine chronisch-entzündliche Darmerkrankung oder Hämorrhoiden zu Blutungen führen können, sind manchmal ursächlich verantwortlich. Zur endgültigen Klärung ist dann eine Darmspiegelung notwendig (siehe Seite 185).

Auskunft könnte künftig vielleicht auch eine Analyse der Bakterien im Stuhl geben. Denn, so das Untersuchungsergebnis der Heidelberger Forscher: Darmkrebs hat seine ganz eigene Mikrobiom-Signatur. Sie kamen darauf, indem sie die Sequenzen von mehreren Mikrobiomanalysen aus Stuhlproben von Darmkrebskranken (und Gesunden als Kontrollgruppen) aus Europa, USA, China und Japan auswerteten, die im Rahmen früherer Studien vorgenommen worden waren. Die Heidelberger Forscher suchten vor allem nach Keimen, die vermehrt bei Darmkrebskranken, jedoch nur selten bei Gesunden zu finden sind. Und sie wurden fündig: Insgesamt identifizierten sie 29 relevante Bakterienarten, darunter einige, die schon länger im Verdacht gestanden hatten, an der Entstehung von Darmkrebs beteiligt zu sein (zum Beispiel *Fusobacterium*, *Porphyromonas*, *Parvimonas*, *Peptostreptococcus*, *Gemella*, *Prevotella* oder *Solobacterium*). Einige von ihnen (wie *Fusobacterium*- oder *E.-coli*-Keime) bilden Gifte (Toxine), die krebserregend sind; letztlich kristallisierten sich 17 Leitkeime heraus. Werden diese Bakterien im Stuhl nachgewiesen, ist das Risiko groß, dass sich in absehbarer Zeit ein Darmtumor entwickelt – oder bereits entwickelt hat. Für die klinische Praxis ist der Test aber natürlich noch zu neu, erst müssen die Ergebnisse in weiteren Studien bestätigt werden.

Gibt es eine standardisierte Mikrobiomanalyse?

Aktuell gibt es noch keinen gültigen Stuhltest, mit dem ein Reizdarm, eine chronisch-entzündliche Darmerkrankung oder Darmkrebs sicher anhand von Bakterien diagnostiziert werden kann. Einige Labore behaupten allerdings etwas anderes und empfehlen, bei anhaltenden Darmproblemen (und sonstigen gesundheitlichen Problemen) einen Stuhltest zur individuellen Mikrobiomanalyse in Auftrag zu geben – via Internet, ohne dass ein Arzt oder Therapeut aufgesucht werden muss.

Mit dem konventionellen Stuhltest, mit dem der Gastroenterologe zum Beispiel nach bestimmten Krankheitserregern im Stuhl fahndet (siehe Seite 184), hat diese kommerzielle Form der Stuhlanalyse nicht viel zu tun: Sie zielt darauf ab, die wichtigsten im Darm lebenden Bakterien zu ermitteln. Doch es stellt sich die Frage, was denn die wichtigsten sind, wenn selbst die Mikrobiomforscher darauf noch keine Antwort haben. Die Vorgehensweise stammt aus der Forschung: Die im Stuhl enthaltenen DNA-Fragmente von Bakterien werden mithilfe der Hochdurchsatz-Sequenzierung (Next Generation Sequencing) analysiert, dann werden die Ergebnisse mit den großen Datenbanken abgeglichen. (Allerdings gibt es verschiedene Techniken mit unterschiedlichen Teilschritten, deshalb kann das Ergebnis variieren.) Laut Angaben der Anbieter erhält der Kunde auf diese Weise präzise Auskunft über das Ökosystem in seinem Darm: von der detaillierten Auflistung der verschiedenen Bakterienarten oder der Zuordnung zu einem der drei Enterotypen (siehe Seite 78) bis hin zur Aufdeckung ungünstiger Mengenverschiebungen, einer bedenklichen Artenverarmung oder Fehlbesiedlung. Einige Labore scheuen auch vor einer diagnostischen Bewertung oder gar einer Risikoeinschätzung für drohende Erkrankungen nicht zurück. Außerdem gehören zum Service individuell abgestimmte Empfehlungen für eine Ernährungsumstellung, um die »gesundheitsfördernden Bestandteile des Mikrobioms« (O-Ton eines Anbieters) zu unterstützen, oder gar für den Kauf eines speziellen Probiotikums mit der »richtigen« Bakterienmixtur.

Bei der Deutschen Gesellschaft für Gastroenterologie, Verdauungs- und Stoffwechselkrankheiten (DGVS) kommt das boomende Geschäftsmodell nicht so gut an. Ihr Argument: Es fehlt die wissenschaftliche Grundlage. Das stimmt. Trotz spektakulärer Entdeckungen steckt die Mikrobiomforschung immer noch in den Kinderschuhen. Lassen wir noch einmal kurz Revue passieren, was wir wissen – und was nicht.

Festzuhalten ist:

- Es ist wissenschaftlich bislang kaum verstanden, was ein gesundes und ein krankes Darmmikrobiom ausmacht, wie eine Verschiebung in der Darmbakterienwelt genau entsteht und ob sie dann auch immer an eine bestimmte Krankheit gekoppelt ist oder ob es nicht eher so ist, dass eine Veränderung in der Zusammensetzung des Bakterienvölkchens die Folge einer Erkrankung ist.
- Und dann beherbergt ja auch noch jeder von uns sein ganz eigenes, unverwechselbares Mikrobiom in seinem Darm … Schwer zu glauben, dass die Ergebnisse von Mikrobiomana-

lysen angesichts der vielen offenen Fragen wirklich seriös wissenschaftlich interpretiert werden können.

- Kritiker weisen außerdem darauf hin, dass die Stuhlprobe schockgefrostet oder auf eine andere Art konserviert auf die Reise geschickt werden muss. Andernfalls ist bereits ein Großteil der Bakterien zugrunde gegangen, noch ehe die Probe im Labor eingetroffen ist, weil ihnen der Sauerstoff zum Verhängnis wurde.
- Und überhaupt: Wer kann schon garantieren, dass das Darmmikrobiom-Profil mehr ist als nur eine Momentaufnahme? Was ist, wenn wir in der Zeit zwischen Stuhlprobenversand und Ergebnis (das in der Regel einige Wochen dauert) Antibiotika einnehmen müssen? Oder an einem Infekt erkranken? Oder unsere Ernährung umstellen? Dann wird die Bakterienwelt womöglich durcheinandergewirbelt und andere Keime könnten plötzlich das Sagen haben.
- Leider ist es auch so, dass bei ein- und derselben Stuhlprobe die verschiedenen Labore zu völlig unterschiedlichen Ergebnissen kommen. Das hat das europäische Ringversuchszentrum für Mikrobiomanalysen bei INSTAND e. V. (Gesellschaft zur Förderung der Qualitätssicherung in medizinischen Laboratorien e. V.) durch zahlreiche Tests festgestellt.

Kurzum: Die Mikrobiomdiagnostik ist einfach noch nicht so weit, dass sie standardisiert zu medizinischen Zwecken genutzt werden könnte. Im Übrigen warnt die DGVS ausdrücklich vor den Therapieempfehlungen der Anbieter, allen voran vor einer – teils drastischen – Änderung der Ernährungsweise. Diese könnten nämlich nicht nur die Lebensqualität einschränken, sondern im Extremfall auch eine Mangelernährung zur Folge haben.

Interview

AUS DER PRAXIS

Privatdozent Dr. Florian Beigel forscht am Klinikum der Universität München, zudem ist er als niedergelassener Internist und Gastroenterologe in einer Münchner Praxis tätig. Hier erklärt er die wichtigsten Maßnahmen der gastroenterologischen Diagnostik.

Mit welchen Problemen kommen die Patienten zu Ihnen?
Die Bandbreite an gastroenterologischen Beschwerden ist groß und reicht von chronischen Bauchschmerzen, Blähungen, Verstopfung, Durchfall oder Blut im Stuhl bis hin zu Sodbrennen und Schluckstörungen. Viele Patienten waren wegen der Beschwerden zunächst beim Hausarzt, der sie zur weiteren Diagnostik und Therapie dann zu uns überwiesen hat.

Was sind die ersten diagnostischen Schritte?
Als Erstes gilt es, die Krankengeschichte des Patienten zu erfahren. Dazu gehört, dass er Art und Dauer seiner Symptome möglichst genau schildert. Zudem fragen wir nach relevanten Vorerkrankungen, der Einnahme von Medikamenten und auffälligen Erkrankungen in der Familiengeschichte. Speziell bei Durchfallerkrankungen muss abgeklärt werden, ob mit Antibiotika behandelt wird oder kürzlich behandelt wurde, ob auch andere Personen im persönlichen Umfeld unter ähnlichen Beschwerden leiden und ob der Patient gerade von einer Reise zurückgekehrt ist. Im nächsten Schritt erfolgt die körperliche Untersuchung mit Abtasten und Abhören des Bauchraums. Je nach Art der Beschwerden können zudem eine Blutuntersuchung und eine Stuhlanalyse notwendig sein.

Wann wird eine Stuhlanalyse durchgeführt?
Eine Stuhlanalyse ist bei Durchfallerkrankungen ein wichtiges diagnostisches Verfahren. Meist wird nach Erregern von infektiösen Darmerkrankungen gesucht, etwa nach Salmonellen, Campylobaktern, Yersinien oder Shigellen. Hat der Patient gerade eine Fernreise hinter sich, muss auch an einen Parasitenbefall gedacht werden. Der Stuhl von Patienten, die ein Immunsuppressivum einnehmen müssen, sollte zudem auf seltenere Durchfallerreger wie Zytomegalie-Viren oder *Clostridioides difficile* getestet werden.

Gehört auch die Bestimmung von Zonulin zur Abklärung einer Barrierestörung zur Standarddiagnostik?
Nein. Messungen von Zonulin im Blutserum oder Stuhl, aber auch alpha-1-Antitrypsin und sekretorisches IgA im Stuhl, die Auskunft über Zustand und Funktion der Darmschleimhaut geben sollen, gelten als nicht spezifisch genug.

Welchen Stellenwert hat eine Ultraschalluntersuchung?
Eine Ultraschalluntersuchung wird meist als erstes bildgebendes Verfahren eingesetzt. Hochauflösende Ultraschallgeräte erlauben uns, innere Organe wie Nieren, Milz, Bauchspeicheldrüse, Leber und Gallenblase genau zu untersuchen. Ebenso lassen sich so die oberflächlichen Darmstrukturen gut beurteilen, etwa wenn der Verdacht auf eine chronisch-entzündliche Darmerkrankung oder eine Divertikulitis (siehe Seite 41) besteht.

Bei unklaren Magen-Darm-Beschwerden kommt der endoskopischen Diagnostik eine zentrale Rolle zu. Wie gehen Sie vor?

Je nach Fragestellung führen wir entweder eine Spiegelung des Magens, des Darms oder auch eine Kombination aus Magen- und Darmspiegelung durch. Hierbei werden, meist unter leichter Narkose, mit einem biegsamen, hochauflösenden Videoendoskop bei der Magenspiegelung Speiseröhre, Magen und Zwölffingerdarm untersucht; bei der Darmspiegelung wird neben dem kompletten Dickdarm auch der letzte Teil des Dünndarms begutachtet. Abgesehen davon, dass eine endoskopische Untersuchung des Verdauungstraktes sehr genaue Ergebnisse liefert, hat sie gegenüber bildgebenden Verfahren den Vorteil, dass gegebenenfalls auch Gewebeproben, zum Beispiel aus entzündeten Schleimhautabschnitten, entnommen werden können. Diese können dann auf krankhafte Veränderungen, die eventuell mit bloßem Auge nicht sichtbar sind, unter dem Mikroskop untersucht werden. Ebenso leistet das Verfahren zum Nachweis einer chronisch-entzündlichen Darmerkrankung wertvolle Dienste. Unverzichtbar ist eine Darmspiegelung auch im Rahmen der Darmkrebsvorsorge.

Wann führen Sie eine Kapselendoskopie durch?
Wenn der Verdacht auf eine Erkrankung des Dünndarms besteht. Große Bereiche des Dünndarms sind für herkömmliche Endoskope nicht zugänglich. Die Kapselendoskopie schließt diese diagnostische Lücke, indem der gesamte Dünndarm mit einer speziellen Kapselkamera untersucht wird. Hierbei wird eine etwa 1,5 Zentimeter große Kapsel mit eingebauter Kamera geschluckt, die während des Durchlaufs durch den gesamten Dünndarm kontinuierlich Videosignale sendet. Anschließend werten wir das Video aus, um

mögliche krankhafte Veränderungen aufzuspüren. Leider können keine Proben entnommen werden. Die meisten Krankenkassen übernehmen nur dann die Kosten, wenn eine im Dünndarm vermutete Blutungsquelle gesucht wird, die im Rahmen einer vorausgegangenen Magen-Darm-Spiegelung nicht gefunden wurde.

Wann empfehlen Sie Probiotika?
Nach wie vor ist die Studienlage zur Gabe von Probiotika bei den meisten gastrointestinalen Erkrankungen uneinheitlich. Sinnvoll ist eine Probiotika-Behandlung sicherlich während oder nach der Einnahme von Antibiotika, wenn als Nebenwirkung ein stärkerer Durchfall aufgetreten ist. Auch für das Reizdarmsyndrom haben Studien gewisse positive Effekte gezeigt. Bei diesem Krankheitsbild kann eine Probiotika-Kur für zwei bis drei Monate versucht werden, wenn andere Therapieversuche keine Besserung erbracht haben. Die Auswahl des individuell passenden Probiotikums ist bisweilen schwierig, denn es gibt zahlreiche Präparate mit unterschiedlichen Arten von Bakterienstämmen. Zudem differiert die Anzahl der enthaltenen Bakterienarten. Im Endeffekt bleibt dem Patienten nur, sich durchzuprobieren.

Sind Probiotika derzeit eher eine ergänzende Therapie?
So ist es. Zudem werden die Kosten in der Regel nicht von den Krankenkassen erstattet, weil auch bei Krankheitsbildern wie Divertikulitis oder Colitis ulcerosa, bei denen positive Effekte beobachtet wurden, erst weitere Studienergebnisse abgewartet werden müssen, bevor sie in die klinische Praxis aufgenommen und damit erstattungsfähig werden.

Wie das Darmmikrobiom die Weichen für Krankheiten stellt

Die Zusammensetzung des Darmmikrobioms entscheidet mit darüber, ob wir gesund oder krank sind, davon ist die Fachwelt überzeugt. Dabei nähern sich die Forscher dem Thema von verschiedenen Seiten – sei es, um die Entstehungsmechanismen einer Krankheit besser zu verstehen, sei es, um neue diagnostische oder therapeutische Verfahren zu entwickeln. So wird die Liste der Krankheiten, bei denen Darmbakterien eine zentrale Rolle spielen sollen, immer länger. Hier eine kleine Auswahl:

Fibromyalgie: Diese chronische Schmerzkrankheit spielt sich vor allem an Muskeln, Gelenken, Bändern und Sehnen ab. Betroffen davon sind hierzulande mehr als drei Millionen Menschen, meist Frauen. Auffällig ist, dass viele Fibromyalgie-Patienten auch unter einem Reizdarm leiden. Die jüngsten Erkenntnisse über die Mikrobiom-Darm-Hirn-Achse hat die Forscher auf die Idee gebracht, dass das Darmmikrobiom auch die Schmerzwahrnehmung verändern könnte. Ob diese Theorie stimmt, muss noch näher untersucht werden, eine erste Studie (von kanadischen Forschern des University Health Centre in Montreal) legt nahe, dass es zumindest bei Fibromyalgie-Patienten einen Zusammenhang zwischen den ermittelten Veränderungen in ihren Darmmikrobiomen und ihrer Schmerzerkrankung gibt.

Bei **chronischen Entzündungskrankheiten wie rheumatoider Arthritis, Psoriasis oder Morbus Bechterew** richtet sich der Blick der Forscher vor allem auf die Wechselwirkung zwischen den Darmbakterien und dem Immunsystem. Inzwischen steht fest: Einige Keime können die entzündungsfördernden, andere

die entzündungshemmenden Funktionen des Immunsystems direkt beeinflussen. Nun möchten die Wissenschaftler wissen, welche Bakterien welche Wirkung hervorrufen können. Dafür haben Forscher des Deutschen Rheuma-Forschungszentrums mit Kollegen der Gastroenterologie der Charité in Berlin und dem Helmholtz-Zentrum für Umweltforschung in Leipzig einen Stuhltest (Mikrobiota-Zytometrie) entwickelt. Zugleich erhofft sich das Team neue Erkenntnisse für die Entwicklung von Medikamenten, die sich gezielt gegen entzündungsfördernde Bakterien richten.
Bei **Allergien** finden Wissenschaftler immer mehr Belege dafür, dass das Darmmikrobiom an der Entstehung und Aufrechterhaltung allergischer Reaktionen beteiligt ist. Inzwischen ist man sich sicher: Je geringer die mikrobielle Vielfalt im Darm ist, desto wahrscheinlicher ist es, an einer Allergie zu erkranken.
Darm- und Lebergesundheit sind untrennbar miteinander über die Pfortader (Vene, die das Blut von den Bauchorganen zur Leber führt) verbunden. Aber auch das Darmmikrobiom ist ein Bindeglied: Ist die Leberfunktion gestört, ist die Bakterienwelt im Darm eine andere als die bei Gesunden. Bei der **nichtalkoholischen Fettleber** vermuten die Forscher sogar, dass ein verändertes Darmmikrobiom der Auslöser ist – und dass diese Veränderungen identisch mit denen sind, wie sie auch für Übergewicht typisch sind (siehe Seite 189). Zum Wesen einer Fettleber gehört, dass sie lange keine spürbaren Symptome verursacht und so unbemerkt in eine Leberentzündung münden kann, die wiederum oft Ausgangspunkt für eine Leberzirrhose oder für Leberkrebs ist. Umso wichtiger ist es, rechtzeitig gegenzusteuern, wenn der Verdacht besteht, dass sich eine Fettleber entwickelt hat. Derzeit wird in Studien geprüft, ob auch Probiotika eine Therapieoption sind.

SCHLANK ODER DICK? UNSERE DARMBAKTERIEN ENTSCHEIDEN MIT!

Es gibt Menschen, die essen und essen, ohne ein Gramm zuzunehmen. Und es gibt andere, die essen viel weniger und nehmen trotzdem zu. Wir Nicht-Forscher nennen diese beiden Gruppen gern schlechte beziehungsweise gute Futterverwerter. Wobei mit »gut« eigentlich »schlecht« gemeint ist, weil die aufgenommene Nahrungsenergie bei den guten Futterverwertern schnell als unerwünschte Fettpolster ansetzt. Die Mikrobiomforscher haben dafür eine schlüssige Erklärung. Danach wird der Darm der guten Futterverwerter von Bakterienarten bewohnt, die mehr Energie aus ein und derselben Mahlzeit herausziehen können als die Bakterienspezies, die den Darm der schlechten Futterverwerter besiedeln. Diese zusätzliche Energie steht dem Körper zur Verfügung – egal, ob er sie benötigt oder nicht.

Dass das Darmmikrobiom ein möglicher Übergewichtsfaktor sein könnte, hat der Adipositas-Forschung eine neue Richtung gegeben. Bis dahin glaubten die Wissenschaftler, dass – neben Lebensstilfaktoren wie Art der Ernährung und Intensität der Bewegung – vor allem die Gene darüber entscheiden, wohin unser Körpergewicht im Lauf unseres Lebens tendiert. Tatsächlich sind inzwischen mehr als 140 Gene bekannt, die die Neigung zu Übergewicht begünstigen. Richtig ist auch: Wer es beim Essen mit den Fetten, dem Zucker und überhaupt mit der Kalorienzufuhr nicht so genau nimmt und wer außerdem eher ein Bewegungsmuffel ist, wird mit der Zeit mit Sicherheit das eine oder andere Kilo zulegen. Aber inzwischen wissen wir, dass Gewichtsprobleme auch viel mit der Bakterienzusammensetzung in unserem Darm zu tun haben. Und weil Übergewicht der wichtigste Risikofaktor für Erkrankungen wie ein metabolisches Syndrom (siehe Seite 196), Typ-2-Diabetes, Fettstoffwechselstörungen oder eine Fettleber ist, liegt es nahe, auch für diese großen Gesundheitsprobleme unserer Zeit von einem Zusammenhang auszugehen.

Firmicutes und *Bacteroidetes*

Wenn die Mikrobiomforscher eine Antwort auf eine wichtige Frage suchen, ist normalerweise ihr erster Schritt, sich eine passende Untersuchung am »Maus-Modell« zu überlegen. Bei der Entdeckung des Wechselspiels von Darmmikrobiom und Körpergewicht war es etwas anders: Hier gehörte ein Selbstversuch zu den Anfängen. Das war 2004. Der chinesische Wissenschaftler Liping Zhao hatte während eines USA-Aufenthalts mehr als 30 Kilo zugelegt und sich deshalb nach seiner Rückkehr ins Heimatland umgehend eine Diät mit chinesischer Yamswurzel und Bittermelone verordnet; zwei Jahre später hatte er mehr als 20 Kilo abgenommen. Während dieser Zeit analysierte Liping Zhao regelmäßig Proben seines Stuhls. Er wollte wissen, wie sein Darmmikrobiom darauf reagiert – einmal Wissenschaftler, immer Wissenschaftler. Und tatsächlich gab es Auffälligkeiten. Eine davon: Je mehr Gewicht er verlor, desto mehr *Faecalibacterium prausnitzii* ließen sich finden. Am Ende seiner Diät machten sie fast 15 Prozent aller Bakterien in seinem Darm aus.
Zufall oder eine logische Folge der Ernährungsumstellung? Um das zu klären, begannen er und sein Team, systematische Studien durchzuführen; jetzt waren Mäuse die Probanden. Die Wissenschaftler gaben ihren Versuchstieren zum Beispiel eine Zeit lang

alle 14 Tage etwas anderes zu fressen: hochkalorisches, kalorienarmes oder ihr gewohntes Futter. Und siehe da, das Ökosystem im Darm wechselte mit. Auf das kalorienreiche Futter reagierte es mit der Erweiterung um 80 neue Bakterienarten, die jedoch weitgehend verschwanden, wenn die Nager kalorienärmer ernährt wurden. Bekamen die Versuchstiere wieder ihr Standardfutter, näherte sich die Zusammensetzung des Mikrobioms rasch wieder dem ursprünglichen Zustand an. Damit war klar: Ändert sich die Ernährungsweise, ändert sich auch der Mikrobenmix im Darm. Zur gleichen Zeit stellten der amerikanische Mikrobiologe Jeffrey Gordon und seine Kollegen von der Washington University in St. Louis (Missouri) die These auf, dass es ohne Darmbakterien vermutlich gar kein Übergewicht geben würde. Eine ihrer Untersuchungen hatte nämlich gezeigt, dass keimfreie Mäuse, wenn sie mit fettreicher Nahrung gefüttert werden, trotzdem mager bleiben und Mäuse mit Bakterien im Darm dagegen immer dicker werden. Wird den keimfreien Mäusen dann ein Darmmikrobiom übertragen, verdoppelt sich ihr Körpergewicht innerhalb von zwei Wochen – und das sogar bei weniger Futter als vorher.

Gestörtes *Firmicutes-Bacteroidetes*-Verhältnis

Ein Jahr später entdeckten Gordon und sein Team, dass sich sogar ein Muster erkennen lässt: Bei übergewichtigen Mäusen ist die Vielfalt der Darmbakterien verloren gegangen und das Verhältnis der beiden großen Bakteriengruppen, *Firmicutes* und *Bacteroidetes*, ist ein anderes als bei normalgewichtigen Tieren. Später konnte man diese Konstellation auch bei Menschen nachweisen: Bei Normalgewichtigen dominieren *Bacteroidetes*, bei Übergewichten sind es *Firmicutes*.

Info

KANN DAS DARMMIKROBIOM DICK MACHEN?

Einige Studien bestätigen das zumindest für Mäuse:

- Transplantiert man schlanken Mäusen mit keimfreiem Darm das Darmmikrobiom einer übergewichtigen Maus, wird die schlanke Maus dick – selbst bei deutlich kalorienärmerem Futter als sonst.
- Leidet eine dicke Maus auch an einem metabolischen Syndrom (siehe Seite 196), an Diabetes oder einer Fettleber, bekommt die Empfängerin ihres Darmmikrobioms die gleichen Symptome; diese werden verstärkt, wenn sie gleichzeitig fettreiches Futter erhält.
- Auch Mäuse, die Darmbakterien von Menschen erhalten, passen sich an die Spender an. Besonders deutlich wird das, wenn das Darmmikrobiom von Zwillingen stammt, von denen der eine Gewichtsprobleme hat und der andere nicht: Die Mäuse, die die Mikroben des schlanken Zwillings erhalten haben, bleiben schlank, wohingegen die Nager mit den Bakterien des übergewichtigen Zwillings in ihren Därmen ebenfalls übergewichtig werden. Daran ändert auch eine Umstellung der Ernährung hin zu einem ballaststoffreichen, fettarmen Futter nichts.
- Wenn dicke Mäuse mit schlanken Mäusen zusammenleben, verlieren sie an Gewicht. Mäuse haben nämlich die Angewohnheit, den Kot ihrer Artgenossen zu fressen, und verleiben sich so auch deren Darmbakterien ein. Das kann schlank machen. Offenbar schaffen es die Darmbakterien der schlanken Maus (allen voran *Bacteroidetes*), sich gegen die dick machenden Bakterien durchzusetzen und sich anzusiedeln. Das zeigt: Es gibt nicht nur ein Darmmikrobiom, das Übergewicht begünstigt, sondern auch eines, das vor übermäßiger Gewichtszunahme schützt.

Wenn Bakterien aus der Gruppe der *Firmicutes* die Oberhand gewinnen, wirkt sich dies unmittelbar auf den Energiestoffwechsel aus. Im Gegensatz zu den *Bacteroidetes* können sie nämlich mithilfe ihrer Enzyme aus unverdaulichen Kohlenhydraten viel Energie in Form von Zucker und Fettsäuren ziehen und so für eine üppige Nährstoffzufuhr sorgen. Wissenschaftler haben ausgerechnet, dass auf diese Weise eine Energieausbeute um bis zu 150 Kilokalorien pro Tag möglich ist. Vielleicht denken Sie jetzt: »Das ist ja gar nicht so viel.« Doch wenn man die zusätzliche Energie für ein ganzes Jahr berechnet, dann summiert sich die tägliche Extraportion an Kilokalorien ganz schön – und schlägt sich als Fettpolster an Bauch und Hüften nieder.

Dass Übergewichtige ein gestörtes *Firmicutes-Bacteroidetes*-Verhältnis haben, gilt als sicher. Unklar ist jedoch, welche *Firmicutes*-Arten als Moppelbakterien infrage kommen. Denn beide, die *Firmicutes*-Gruppe und die *Bacteroidetes*-Gruppe, sind nicht nur groß, sondern auch sehr heterogen. Die Forscher möchten nun wissen, welche Rolle den einzelnen Bakterienarten bei der Entstehung von unerwünschten Fetteinlagerungen zukommt.

Einige Erkenntnisse gibt es bereits. So könnte es für das Gewicht zum Beispiel ungünstig sein, wenn im Darm zu viele *Clostridium-ramosum*-Bakterien wohnen. Darauf weist die Untersuchung von Anfang 2019 eines Potsdamer Forscherteams vom Deutschen Institut für Ernährungsforschung (DIfE) hin. Sie konnten nachweisen, dass *Clostridium ramosum* im Darm von Mäusen die Bildung von enterochromaffinen Darmzellen anregen. Das sind die spezialisierten Zellen im Darm, die den Botenstoff Serotonin ausschütten (siehe Seite 136). Und Serotonin ist nicht nur unser »Glückshormon«, sondern es kurbelt unter anderem die Fettaufnahme aus dem Darm an. Wenn also *Clostridium ramosum* dafür sorgt, dass es mehr enterochromaffine Darmzellen gibt und damit mehr Serotonin vorhanden ist, steigt das Risiko für Übergewicht – so die Erklärung der Forscher.

Kurzkettige Fettsäuren als Schlüssel für einen gesunden Stoffwechsel?

Höchstwahrscheinlich profitiert unser Stoffwechsel auch von bestimmten Substanzen, die entstehen, wenn Darmbakterien Ballaststoffe verstoffwechseln, allen voran von Buttersäure, Propionsäure und Essigsäure. Dass den kurzkettigen Fettsäuren ein enormes gesundheitsförderndes Potenzial zugeschrieben wird, wissen Sie bereits. Aktuelle Untersuchungen an Mäusen legen nahe, dass sie auch vor erhöhten Cholesterinwerten oder Typ-2-Diabetes schützen können:

- Propionsäure und Essigsäure regulieren die Herstellung von Cholesterin in Darm und Leber. Steht genug von beiden Fettsäuren zur Verfügung, bleibt der Cholesterinspiegel im Normbereich. Außerdem scheint speziell Propionsäure die Empfindlichkeit der Zellen für Insulin zu verbessern; hiervon könnten auch Personen profitieren, die gefährdet sind, einen Typ-2-Diabetes (Insulinresistenz!) zu entwickeln.
- Auch Buttersäure hilft, den Cholesteringehalt im Blut zu senken; zudem unterstützt der Stoff die Leber in ihrer Entgiftungsfunktion. Außerdem glauben die Forscher, genügend Belege dafür gefunden zu haben, dass ein chronischer Mangel an Buttersäure wesentlich an der Entstehung von Übergewicht und Typ-2-Diabetes beteiligt ist.

Info

AKKERMANSIA MUCINIPHILA IM FOKUS DER FORSCHUNG – PORTRÄT TEIL 2

Wir kommen zum zweiten Teil unseres *Akkermansia-muciniphila*-Porträts. Dieser Mikrobenart traut man zu, dass sie vor Übergewicht und Diabetes schützt und zudem einen erhöhten Cholesterinspiegel senken kann. Bei Menschen ohne Gewichtsprobleme stellt das Bakterium bis zu fünf Prozent der Mikroben im Darm, bei Übergewichtigen ist dieser Anteil um mehr als die Hälfte verringert. (Dasselbe gilt auch für andere nützliche Darmkeime wie Bifidobakterien, Laktobazillen oder *Faecalibacterium prausnitzii*.)
Akkermansia gehört zu den am besten erforschten Darmbakterien: Schon 2007 horchte die Fachwelt auf, als der belgische Forscher Patrice Cani von der katholischen Universität Leuven fettleibigen, diabeteskranken Mäusen mit wenigen *Akkermansia*-Bakterien in ihren Därmen zu einer deutlichen Besserung verhalf, indem er sie gezielt mit diesen Keimen fütterte: Sie nahmen ab und ihre Blutzuckerwerte verbesserten sich.
Zehn Jahre später wollten er und seine Kollegen wissen, ob die Bakterien lebend besser wirken als im pasteurisierten, also abgetöteten Zustand. Wie sich zeigte, war es genau umgekehrt: Der Zucker- und Fettstoffwechsel der Mäuse, die pasteurisierte Bakterien erhalten hatten, blieb stabiler – und ihre Körper lagerten weniger Fett ein. Nun wagten die Forscher den Sprung vom Maus-Modell zum Menschen, aber erst, nachdem sie einen Weg gefunden hatten, wie sich das Bakterium in Massen produzieren und dann als Nahrungsergänzungsmittel verpacken lässt. Drei Monate lang beobachteten Cani und ein Team aus belgischen, niederländischen

und finnischen Wissenschaftlern 40 übergewichtige Patienten, die an einer Insulinresistenz litten und außerdem erhöhte Blutfettwerte und einen zu hohen Blutdruck hatten – also genau der Symptomenkomplex, der metabolisches Syndrom genannt wird und der in einen Typ-2-Diabetes und meist auch in eine Herz-Kreislauf-Erkrankung mündet, wenn nicht konsequent gegengesteuert wird. Für die Untersuchung wurden die Probanden in drei Gruppen eingeteilt: Eine erhielt *Akkermansia*-Bakterien in lebender, die zweite die Bakterien in pasteurisierter Form und die dritte Gruppe bekam ein Placebo. Zudem wurden die Teilnehmer gebeten, nichts zu ändern: Essen wie immer, Sport treiben (oder auch nicht) wie immer. Am Ende bestätigte sich, was sich bereits an den Mäusen gezeigt hatte: Bei den Patienten, die das Präparat mit den Bakterien in pasteurisierter Form geschluckt hatten, hatte sich der Stoffwechsel deutlich verbessert: Die Insulin-Konzentration im Blut war um ein Drittel gesunken, die Cholesterinwerte waren um 8,7 Prozent verringert. Außerdem hatten sie im Durchschnitt 2,3 Kilo abgenommen und ihre Leberwerte und Entzündungsmarker hatten sich verbessert. Im Juli 2019 veröffentlichte das Wissenschaftsteam sein Ergebnis im renommierten Fachmagazin *Nature Medicine* – und seitdem wird diskutiert: Weshalb sind tote Bakterien wirksamer als lebende? Und muss es jetzt nicht heißen: Esst alle und das sofort *Akkermansia*-Probiotika? Oder könnte es am Ende doch eher heißen: Zu schön, um wahr zu sein?

Die Wahrheit dürfte – wie so oft – in der Mitte liegen. Warum pasteurisierte Bakterien wirksamer sind als lebende, konnte geklärt werden. Offenbar werden beim Pasteurisieren große Mengen

Amuc_1100 freigesetzt – das ist ein winziges Eiweiß, das sich in der äußeren Membran von *Akkermansia*-Bakterien befindet. Und alles weist darauf hin, dass genau diese vielen Amuc_1100 für die therapeutischen Effekte verantwortlich sind. Martin Smollich, der am Institut für Ernährungsmedizin des Universitätsklinikums Schleswig-Holstein in Lübeck lehrt und forscht, meint, die Studie sei deshalb so interessant, weil sie einen völlig neuartigen Wirkmechanismus probiotischer Bakterien aufzeigt: Diesmal sind es nicht ihre Stoffwechselprodukte, sondern ihre Bestandteile, die Einfluss auf uns und unsere Gesundheit nehmen.

Ein großes Aber bleibt. Es macht nämlich im Augenblick keinen Sinn, die *Akkermansia*-Probiotika einzunehmen (oder zu essen), die derzeit auf dem Markt sind – kein Produkt enthält die *Akkermansia*-Bakterien in pasteurisierter Form. (Ein solches Präparat befindet sich jedoch gerade in der Entwicklung.) Vor allem gibt die Wissenschaft zu bedenken: Niemand kann derzeit mit Sicherheit sagen, für wen in welcher Dosierung ein Cocktail, Joghurt oder eine Kapsel mit *Akkermansia*-Bakterien günstig ist oder nicht – am Ende könnte ein Zuviel des Nahrungsergänzungsmittels sogar mehr schaden als nutzen. Denn es ist nicht auszuschließen, dass zu viele *Akkermansia*-Bakterien auch zu viel Schleim abbauen. Dadurch könnte die Darmbarriere durchlässig werden – und das Risiko für die Entstehung von Entzündungen als ihren möglichen Folgeerscheinungen könnte deutlich steigen. Einen Hinweis auf diese Gefahr gibt es bereits: Patienten, die unter multipler Sklerose leiden, haben deutlich mehr *Akkermansia*-Bakterien in ihrem Darmmikrobiom als Gesunde. Was das bedeutet, wird gerade untersucht.

Artenvielfalt im Darm:

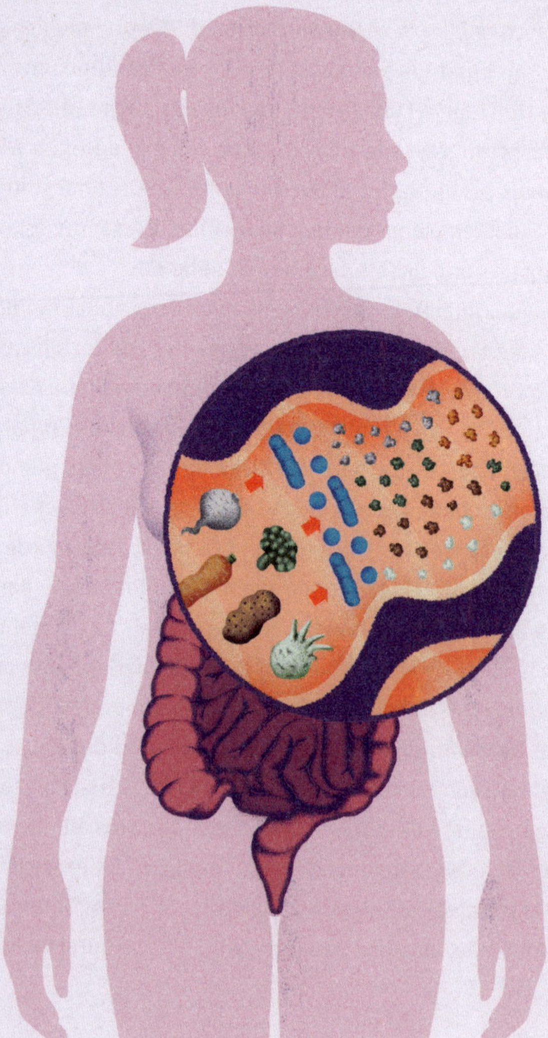

Gesund für unser Darmmikrobiom

Stabilität durch Artenreichtum ist ein universelles Naturgesetz. Leider stecken wir gerade inmitten eines großen Artensterbens. Erst im Mai 2019 hat der globale UN-Bericht zur Lage der Natur vorgerechnet, dass mindestens eine Million Tier- und Pflanzenarten akut bedroht sind: Robben, Elefanten, Tiger, Eisbären, Schimpansen, Wildbienen, aber auch Magnolien, Orchideen, Nadelhölzer … Fazit: Wenn wir bei der Landnutzung, beim Umweltschutz und Klimaschutz nicht bald umdenken, wird unser Planet immer mehr an Biodiversität einbüßen. Und wir Menschen werden nichts weniger als unsere Lebensgrundlage verlieren.

Wir fügen hinzu: Dem Ökosystem in uns geht es kaum besser. Auch die Artenvielfalt unseres Darmmikrobioms ist bedroht. Führen wir uns noch einmal kurz vor Augen, was die Mikrobiomforschung als eine ihrer wichtigsten Erkenntnisse bezeichnet: Je mehr Bakterienarten unser Darm beherbergt, desto besser ist das für unseren Verdauungsapparat, unser Immunsystem, unseren Stoffwechsel, ja für das gesamte »System Körper«. Im Umkehrschluss sind viele Wissenschaftler davon überzeugt: Dass sich Stoffwechselkrankheiten wie Adipositas und Typ-2-Diabetes, Allergien, Herz-Kreislauf-Erkrankungen oder auch einige chronische Entzündungskrankheiten immer mehr zu Volkskrankheiten ausbreiten, hängt wesentlich mit der Verarmung unseres Darmmikrobioms zusammen.

BALLASTSTOFFARME WESTERN DIET

Am Diversitätsverlust unseres Darmmikrobioms ist unser Lebensstil schuld, allen voran die Art, wie wir uns ernähren. Im Wissenschaftsbetrieb ist »Western Diet« zum Synonym für eine mikrobenfeindliche Esskultur geworden. Dominiert wird die »westliche Ernährung« von (rotem) Fleisch, Wurst, Weißbrot, Süßem, Softdrinks und vor allem von industriell verarbeiteten Lebensmitteln. Gleichzeitig enthält sie den Bewohnern in unserem Darm genau die Nahrung vor, die diese lieben – und die sie brauchen, um uns gesund zu erhalten: Ballaststoffe.

Dezimierung durch Aushungern

Wie tief greifend der Effekt ist, wenn den Darmbakterien systematisch ihr Lebenselixier verweigert wird, hat 2015 die Mikrobiologin Erica Sonnenburg von der Stanford University aufgezeigt. (Diese Wissenschaftlerin hat übrigens auch nachgewiesen, dass sich ein gestörtes Mikrobiom über vier Generationen vererben kann, siehe Seite 75). Zunächst erhielten keimfreie Mäuse kurz nach ihrer Geburt die Darmbakterien eines menschlichen Spenders, um so die Wahrscheinlichkeit zu erhöhen, dass die Ergebnisse auf die Menschen übertragbar sind. Nun wurde die eine Mäusegruppe mit ballaststoffreichem Futter, die andere mit faserarmer Kost ernährt. Während des Experiments untersuchten die Forscher in regelmäßigen Abständen, ob und wie sich die Bakterienzusammensetzung in den Därmen der Mäuse verändert.
Bei den Nagern, die täglich Ballaststoffportionen zu fressen bekommen hatten, blieb das Darmmikrobiom erwartungsgemäß

Info

ARCHE NOAH FÜR BEDROHTE DARMBAKTERIEN

Die Mikrobiologin Maria Dominguez Bello von der amerikanischen Rutgers University in New Jersey befürchtet, dass die verschwundenen Bakterienarten unserer Mikrobiome schon in weniger als zehn Jahren für immer verloren gegangen sein könnten. Zu den möglichen Folgen gehört dann auch, wie die Wissenschaftlerin betont, dass die Entwicklung neuer probiotischer Therapien unmöglich gemacht wird. Deshalb haben sie und ihre Kollegen 2019 gemeinsam mit der Universität Kiel und einer portugiesischen Stiftung eine Machbarkeitsstudie für ein Mikroben-Archiv in Auftrag gegeben. Das Ziel des Projekts »Arche Noah«: die Vielfalt des menschlichen Mikrobioms zu bewahren. Zu Hilfe kommen könnten Völker, die in abgelegenen Regionen fern von den Einflüssen der Industrienationen leben. So wie zum Beispiel das indigene Volk der Yanomami im Amazonas-Gebiet: Die Yanomami haben, wie die Mikrobiologin anhand von Stuhlproben und Abstrichen festgestellt hat, doppelt so viele Bakterienarten im Darm, auf der Haut und auf ihren Schleimhäuten wie Bewohner westlicher Länder. Der Anfang der »Arche-Noah«-Biobank ist bereits gemacht: Die bislang gesammelten Stuhlproben lagern tiefgekühlt im Büro der Mikrobiologin.

vielfältig und ohne nennenswerte Verschiebungen. Ganz anders bei den faserarm ernährten Mäusen: Bei ihnen konnten die Forscher buchstäblich zusehen, wie die Zahl der Bakterienarten sank; am Ende der mehrwöchigen Studie waren einige Mikrobenarten komplett verschwunden, viele andere hatten um 75 Pro-

zent abgenommen. Als die Forscher dann auch ihnen ballaststoffreiches Futter gaben, wurde ihr Darmmikrobiom wieder vielfältiger; der ursprüngliche Zustand konnte allerdings nicht mehr erreicht werden.
Und auch dies passt ins Bild: 2018 veröffentlichte eine neuseeländische Forschergruppe um Dr. Andrew Reynolds von der University of Otago in Dunedin in der Fachzeitschrift *Lancet* das Ergebnis einer großangelegten Analyse, für das die Wissenschaftler Daten von 243 Studien aus 40 Jahren ausgewertet hatten. Das Ergebnis war eindeutig: Mit einer ballaststoffreichen Ernährung können viele Krankheiten vermieden werden, allen voran Herz-Kreislauf-Erkrankungen (insbesondere Herzinfarkt oder Schlaganfall), aber auch Diabetes und Darmkrebs. Und: Menschen, die ihrem Darm täglich viele Ballaststoffe zuführen, haben eine um 30 Prozent verringerte Sterblichkeit. Bezogen auf 1 000 Menschen bedeutet das 13 Todesfälle weniger.

Darmbakterien lieben Ballaststoffe

Bleibt die Frage zu klären: Was genau macht die Ballaststoffe so wertvoll für uns? »Ballast« klingt ja erst einmal nach unnötig und wertlos. Der Begriff stammt allerdings aus einer Zeit, als die Ernährungswissenschaftler noch davon ausgingen, dass Ballaststoffe für den Organismus keinerlei Nutzen haben. Seit klar ist, dass Ballaststoffe für unsere Gesundheit genauso wichtig sind wie Vitamine oder Mineralstoffe, sprechen Wissenschaftler und Ärzte lieber von »Nahrungsfasern« als von »Ballaststoffen«.
Die Verdauungsenzyme in Magen und Darm können mit Ballaststoffen, wie Sie wissen, tatsächlich nichts anfangen. Aber für alle Bakterien im Dickdarm sind die Nahrungsfasern, meist komple-

xe Kohlenhydrate wie Polysaccharide, lebensspendend: Liefern wir ihnen zu wenig davon, sterben viele von ihnen buchstäblich den Hungertod. Und das wiederum bedeutet, dass es in unserem Körper nun an allen Ecken und Enden an kurzkettigen Fettsäuren mangelt, denn selbst herstellen kann er sie nicht. Anders gesagt: Wie viel Essigsäure (Acetat), Propionsäure (Propionat) oder Buttersäure (Butyrat) unsere Darmbakterien für uns produzieren, haben wir im Wesentlichen selbst in der Hand. Wir brauchen unsere Ernährung nur ein wenig an den Vorlieben unserer Darmbakterien auszurichten.

Lösliche und unlösliche Ballaststoffe

Ballaststoffe nehmen in unterschiedlich hohem Maße Flüssigkeit auf. Deshalb werden zwei Arten unterschieden, die jeweils ihre ganz spezielle Wirkung haben:

Unlösliche Ballaststoffe oder Füllstoffe (siehe Info Seite 204), die nur gering wasserlöslich sind, kommen im Darm weitgehend unverdaut als ganze Fasern an. Zu dieser Gruppe zählen Zellulose, Hemizellulose oder Lignine. Indem sie das Stuhlvolumen vergrößern, sorgen sie unter anderem dafür, dass der Darm Abbauprodukte schneller abtransportiert. Ihre verdauungsfördernde Wirkung gehört deshalb zu ihren wichtigsten Vorzügen: Für Menschen, die mit Darmträgheit und Verstopfung zu kämpfen haben, sind unlösliche Ballaststoffe eine unverzichtbare natürliche Verdauungshilfe – und sie senken das Darmkrebsrisiko.

Lösliche Ballaststoffe (siehe Info Seite 204) werden auch Quellstoffe genannt, weil sie viel Flüssigkeit binden, aufquellen und so ihr Volumen vergrößern. Im Gegensatz zu ihren unlöslichen Kollegen werden die löslichen Ballaststoffe im Dickdarm von den

Info

WICHTIGE BALLASTSTOFF-LIEFERANTEN

Unlösliche Ballaststoffe:

› Zellulose: Getreide, Hülsenfrüchte, Nüsse, Mandeln

› Hemizellulose: Vollkorngetreide, Gerste, Hülsenfrüchte

› Lignin: Schale von Getreidekörnern, Obstkerne, Fäden bei grünen Bohnen

› Im weiteren Sinn gehört auch resistente Stärke zu dieser Gruppe, denn sie kann eine derart dichte Struktur annehmen, dass sie von den Verdauungsenzymen nicht aufgespalten werden kann. Resistente Stärke entsteht zum Beispiel, wenn gegarte Kartoffeln erkalten. Aber auch Reis, Nudeln und Hülsenfrüchte liefern wertvolle resistente Stärke, wenn sie nach dem Kochen abgekühlt werden.

Lösliche Ballaststoffe:

› Pektin: Möhren, Obst(schalen), besonders Äpfel und Quitten

› Inulin: Topinambur, Wurzelgemüse wie Schwarzwurzeln, Maniokwurzeln, Zichorienwurzeln, Artischocken, Chicorée, Zwiebelgewächse, Spargel, aber auch Hafer, Bananen, Weizenkleie, Roggenmehl

› Guar: Guarkernmehl, Guarbohne (*Cyamopsis tetragonolobus*, eine indische Bohnenart)

› Psyllium: Flohsamenschalen *(Plantago ovata)*

› Schleimstoffe: Hafer, Hülsenfrüchte

Bakterien abgebaut. Durch diesen Abbauprozess werden dem Darm Substanzen wie (geruchlose) Gase oder eben die so wichtigen kurzkettigen Fettsäuren geliefert.

Ohne Ballaststoffe keine Buttersäure

Die Fettsäure, die derzeit besonders im Fokus der Forschung steht, ist die Butansäure – besser bekannt als Buttersäure, weil sie 1814 zuerst in Butter entdeckt wurde. Eigentlich heißt nur ihr Salz Butyrat, aber mittlerweile hat sich »Butyrat« als Synonym für »Buttersäure« etabliert; dem schließen wir uns gern an. Buttersäure oder Butyrat kann ziemlich stark stinken (sehr penetrant zum Beispiel in Erbrochenem, Schweiß oder in der ranzigen Butter). Doch auch wenn ihre Bedeutung für unsere Gesundheit noch nicht vollständig verstanden ist, sind sich die Forscher schon jetzt sicher: Ein chronischer Mangel an Butyrat schadet nicht nur der Darmgesundheit (siehe Seite 206), sondern dem gesamten Organismus.

Welche Bakterienarten Butyrat bilden können, weiß man erst seit Kurzem. Anfang 2018 haben Wissenschaftler des Helmholtz-Zentrums für Infektionsforschung (HZI) in Braunschweig der Fachwelt einen Workflow vorgestellt, den sie eigens für die Identifizierung der winzigen Butyratproduzenten entwickelt haben. Dabei hat sich gezeigt, dass viel mehr Bakterienarten involviert sind als ursprünglich gedacht: Im Durchschnitt leben mindestens 20 butyratbildende Bakterienarten in unserem Darm, allen voran *Faecalibacterium prausnitzii* (siehe Seite 174), aber auch einige Bifidobakterien- und Laktobazillus-Arten und weniger bekannte Spezies wie *Ruminococcus bromii* oder *Bacteroides caccae*. Für uns Menschen ist diese Artenvielfalt von großem Vorteil. Wird die Anzahl der Butyratproduzenten, zum Beispiel durch eine Antibiotikabehandlung, dezimiert, gibt es immer noch andere, die in die Bresche springen können.

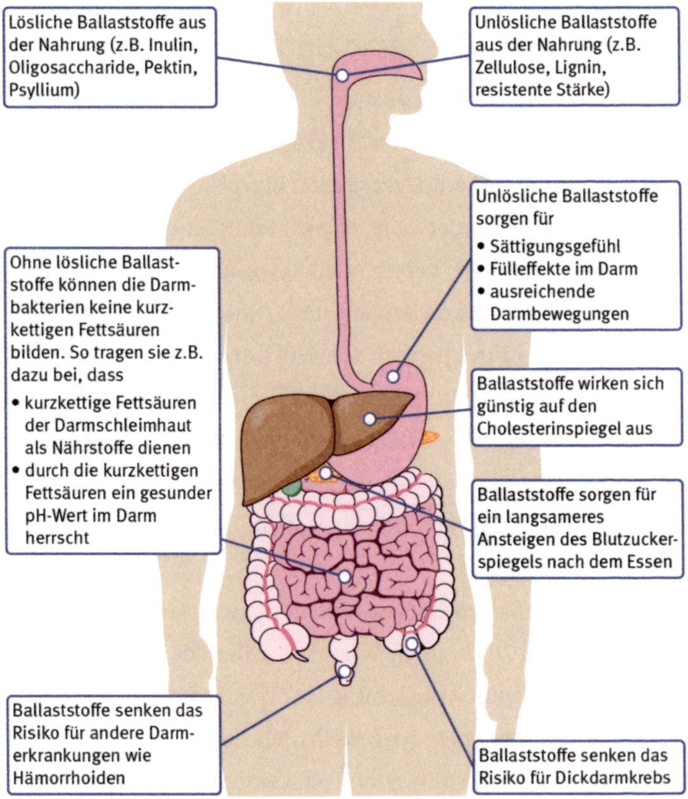

In dieser Illustration ist zusammengefasst, was lösliche (links) und unlösliche (rechts) Ballaststoffe für uns so gesund macht.

Das leistet Butyrat für den Darm

Butyrat ist die Hauptenergiequelle der Darmzellen. Diese Energie brauchen sie, um sich zu erneuern, Schäden zu reparieren und genug Schleim für die Schleimschicht der Darmbarriere bereitstellen zu können. Es stabilisiert die Darmschleimhaut unter anderem direkt durch Stärkung der Tight Junctions (siehe Seite 45); damit wirkt Butyrat aktiv an der Darmbarriere mit. Da Butyrat mit den Immunzellen interagiert, ist es wesentlich an der Steuerung der Immunabwehr im Darm beteiligt. Vieles spricht dafür, dass die Substanz auf diese Weise mit dazu beitragen kann, schwelende Entzündungsprozesse im Körper einzudämmen. Butyrat regt die Darmbewegungen an und fördert so unter anderem auch die Verdauung. Und es macht den Darm säuerlich. Das hilft nützlichen Bakterien, sich zu vermehren, und hält Krankheitserreger wie Salmonellen davon ab, sich anzusiedeln.

Info

HER MIT DEN WALNÜSSEN!

Walnüsse gelten als hervorragende Lieferanten der gesunden Omega-3-Fettsäuren und als natürliche Cholesterinsenker. Doch dass sie mindestens ebenso wichtig sind für unser Darmmikrobiom, haben 2017 Wissenschaftler vom Klinikum der Universität München unter der Leitung von Klaus Parhofer nachgewiesen. Für die Untersuchung wurden 194 Probanden in zwei Gruppen eingeteilt: 96 Teilnehmer aßen über acht Wochen täglich 43 Gramm Walnüsse und wechselten dann zu einer nussfreien Ernährung; die anderen 98 Teilnehmer setzten die Vorgaben in umgekehrter Reihenfolge um. Anschließend analysierten die Forscher die Mikrobiome in 135 Stuhlproben und stellten fest: Wurden Walnüsse gegessen, waren deutlich mehr probiotische, butyratbildende Keime im Stuhl zu finden. Damit ist klar: Auch Walnüsse gehören zu den Leckerbissen, die Ihre Darmbakterien besonders schätzen; ideal ist eine Handvoll täglich, zum Beispiel auch im Müsli oder Naturjoghurt.

Auch außerhalb des Darms ist Butyrat unverzichtbar, allen voran für unseren Stoffwechsel (siehe Seite 205) und, wie Wissenschaftler herausgefunden haben, für die Basismechanismen des Gehirns. Beispielsweise verstärkt Butyrat die Blut-Hirn-Schranke, indem es die Verbindungen zwischen den Zellen festigt. Aber Butyrat kann auch spezielle Immunzellen (Mikroglia) im Gehirn daran hindern, entzündungsfördernde Botenstoffe auszuschütten – ein Aspekt, der gerade von Depressions- und Alzheimer-Forschern näher untersucht wird.

Wenn aus Freunden Feinde werden

Allerdings muss der Mensch für den Erhalt der butyratbildenden Bakteriengruppe stets sorgen. Bleibt nämlich die Zufuhr von Nahrungsfasern aus, können die Darmkeime nahezu ausgerottet werden. Einige Bakterien wissen sich aber zu helfen. Diese erstaunliche Wehrhaftigkeit konnte 2016 ein internationales Forscherteam um Dr. Mahesh Desai in Experimenten mit Mäusen zeigen, deren Därme mit menschlichen Darmkeimen besiedelt waren. Wurden die Tiere konsequent ballaststoffarm gefüttert, nahm die Dicke der Schleimschicht ab und die Versuchstiere entwickelten Entzündungen im Darm. Der Grund: Einige Bakterienarten reagierten auf die Hungersnot, indem sie gezielt begannen, den Darmschleim zu zersetzen, um an die Polysaccharide zu kommen, die im Schleim enthalten sind. Als Folge wurde die Schleimhaut löchrig und die Darmbarriere schwer geschädigt. Ob die Mikroorganismen, die durch die löchrige Darmbarriere hinausschlüpfen und so eine überschießende Immunantwort hervorrufen, des Rätsels Lösung sind für die Entstehung von chronisch-entzündlichen Darmerkrankungen oder auch von

Autoimmunerkrankungen? Für eine sichere Antwort sind weitere Untersuchungen notwendig.

Hoch geschätzte Präbiotika

Wie spannend die weiteren Erkenntnisse der Forscher über die Rolle von Butyrat und der anderen kurzkettigen Fettsäuren für unsere Gesundheit auch immer sein mögen – klar ist schon jetzt: Uns allen sollte es ein Kernanliegen sein, unsere Darmbakterien niemals Not leiden zu lassen. Die wichtigste Maßnahme ist, wie Sie jetzt wissen, täglich viele Ballaststoffe auf den Teller zu bringen. Es gibt eine Gruppe, die ragt aus dem potenten Verbund der Ballaststoffe sogar noch heraus: die Präbiotika. »Präbiotika« bedeutet eigentlich »vor dem Leben« (lat. pre = vor, griech. bios = Leben). Aber man könnte den Begriff auch einfach umschreiben mit »Lieblingsnahrung unserer Lieblingsbakterien«. Denn Präbiotika werden praktisch nur von den guten, gesundheitsfördernden Darmbakterien wie den Bifidobakterien oder auch *Akkermansia muciniphila* gern gegessen. Eine ausgezeichnete Wahl: Schon beim Zerlegen dieser Kost entstehen die sauren Substanzen, die so wichtig sind, um das Milieu im Darm in einem gesunden pH-Bereich zu halten (siehe Seite 62) – das hemmt das Wachstum der potenziell krankmachenden Keime. Zugleich wirken Präbiotika wie Kraftfutter: Es macht unsere nützlichen Bakterien stark, fördert ihre Vermehrung und unterstützt sie in all ihren Aktivitäten. So sind sie bestens gerüstet, den unerwünschten Keimen die Stirn zu bieten. Zudem tragen Präbiotika entscheidend zur Artenvielfalt bei, weil sie das Wachstum der guten Bakterien ankurbeln.

Am wichtigsten: Inulin und Oligofruktose

Zu den wichtigsten Präbiotika zählen die nichtverdaulichen komplexen Kohlenhydrate Inulin und Oligofruktose (Fructooligosaccharid, FOS), die in vielen heimischen Gemüse- und Obstsorten enthalten sind. Gleichwohl gehört manch ein besonders wertvolles Präbiotikum nicht unbedingt zu den Speisen, die hierzulande zur Standardküche zählen, wie Topinambur oder Schwarzwurzeln. Es gibt jedoch inzwischen viele leckere Rezepte (in Kochbüchern oder im Internet) damit, die Sie auf jeden Fall mal ausprobieren sollten. Die wichtigsten Inulin-Quellen finden Sie auf Seite 204. Gute Oligofruktose-Lieferanten sind zum Beispiel Roggen und Hafer, aber auch Chicorée, Zwiebeln, Knoblauch und Bananen. Übrigens haben die beiden Präbiotika keine Blutzuckerwirksamkeit und sind deshalb auch für Diabetiker bestens geeignet.

Setzen Sie auf Ballaststoffe!

Ob Präbiotika oder andere ballaststoffreiche Nahrungsmittel – entscheidend ist, dass die Menge stimmt. Die neuseeländischen Forscher haben im Rahmen der Metaanalyse (siehe Seite 202) ermittelt, dass wir unseren Darmbakterien täglich 25 bis 29 Gramm Ballaststoffe zuführen sollten. Das entspricht in etwa den 30 Gramm Ballaststoffen, die auch die Deutsche Gesellschaft für Ernährung (DGE) empfiehlt (entsprechende Tabellen gibt es im Internet). Ideal ist, wenn der Bedarf an Ballaststoffen je zur Hälfte aus Getreide sowie aus frischem Obst und Gemüse gedeckt wird. Wichtig zu wissen: Feste Sorten wie Möhren, Fenchel, Paprika oder Kohlgemüse enthalten mehr Ballaststoffe als wasserreiche Sorten wie Gurken, Blattsalat oder Zucchini.

Wenn Sie bisher eher wenig Ballaststoffe gegessen haben, sollten Sie Ihre Ernährung in kleinen Schritten umstellen. Tatsächlich muss sich der Darm erst an die erhöhte Zufuhr von Ballaststoffen gewöhnen. Dieser Prozess kann sich über einige Wochen hinziehen. Beginnen Sie zum Beispiel mit Gemüsesorten, die wie Kartoffeln oder Möhren besser verträglich sind als besonders ballaststoffreiche Nahrungsmittel wie Hülsenfrüchte oder Kohl. Anstelle des Gemüses als Beilage können Sie auch eine bekömmlichere (pürierte) Gemüsesuppe essen. Statt einem grobkörnigen Vollkornbrot bietet sich ein fein vermahlenes an. Sollten Sie kein Vollkornbrot mögen, ist Roggenbrot ballaststoffreicher als Weizenbrot. Wichtig ist, dass Sie viel trinken, damit die Ballaststoffe im Darm aufquellen können. Die DGE rät zu mindestens 1,5 Litern Wasser oder ungesüßten Kräutertees täglich.
Im Handel sind isolierte Ballaststoffe wie Inulin oder Pektin auch in standardisierter Form etwa als Pulver, Kautabletten oder als Drinks erhältlich. Sie können kurzfristig hilfreich sein, etwa bei Verstopfung oder wenn ballaststoffreiche Lebensmittel nicht gut vertragen werden. Wenn möglich, sollten Sie Ballaststoffe jedoch besser so genießen, wie sie in natürlichen Lebensmitteln vorkommen – im Verbund mit den vielen anderen gesunden Nährstoffen, die Fasernahrung liefert; das ist auch preislich oft günstiger. Sind in dem Nahrungsergänzungsmittel nicht nur Präbiotika, sondern auch Probiotika enthalten, wird es Synbiotikum genannt.

Probiotische Lebensmittel

Probiotika sind Ihnen in diesem Buch immer wieder begegnet. Deshalb wissen Sie, dass sie im Gegensatz zu den Präbiotika lebende Mikroorganismen enthalten. Wichtig ist, dass die Keime den Angriffen der Magen- und Gallensäure trotzen und lebend im Dickdarm ankommen. Hauptvertreter sind Milchsäurebakterien wie *Bifidobacterium*- und *Lactobacillus*-Stämme. Aber auch Hefen und Bakterien des Stamms *E. coli* Nissle oder (abgetötete) *Enterococcus faecalis* sind als Präparate in den Apotheken erhältlich. Probiotika gibt es jedoch nicht nur als standardisierte Arzneimittelzubereitungen, sondern auch einige naturbelassene Nahrungsmittel haben eine probiotische Wirkung, allen voran Naturjoghurt, Kefir, Buttermilch, Sauerkraut und Rote Bete oder Gärgetränke aus biologischen Vollkorngetreiden – alles milch-

Info

MILCHSAUER VERGORENES SELBST HERSTELLEN

Neben Weißkohl zu Sauerkraut lassen sich auch andere (Bio-)Gemüsesorten wie Paprika, Möhren, Kürbis, grüne Bohnen, Rettich, Rote Beten oder Tomaten milchsauer fermentieren, also unter Ausschluss von Sauerstoff vergären. Grundzutaten sind Gemüse und Salz. Zudem benötigen Sie ein luftdichtes Einmachglas, in welchem das klein geschnittene Gemüse mit dem Salz und etwas Wasser gut durchgestampft mindestens zwei Wochen lang aufbewahrt wird. Die ersten drei Tage sollte das Glas nur lose bedeckt sein, danach muss es fest verschlossen werden. Alles andere fügt die Natur von selbst hinzu, bis schließlich ein schmackhaftes probiotisches Lebensmittel entstanden ist!

sauer fermentierte Lebensmittel, die uns neben gesunden Enzymen und Vitaminen vor allem aktive Milchsäurebakterien liefern.

Vielfalt beim Essen fördert die Vielfalt im Darm

Die Bakterien in unserem Darm sind wunderbar flexibel und passen sich rasch an die Nahrung an, die wir ihnen liefern. Darin liegt unsere Chance: Wählen wir eine Ernährungsweise, mit der wir all ihre positiven Eigenschaften unterstützen, können wir unsere Bakterienformation in eine gesunde Richtung lenken und so dafür sorgen, dass uns unser Darmmikrobiom schützt und unterstützt. Allerdings: Die Effekte sind kurzlebig. Bleiben wir nicht am Ball, setzt sich schon nach wenigen Tagen die ursprüngliche Bakterienzusammensetzung wieder durch. Das heißt: Die neuen Ernährungsgewohnheiten sollten von Dauer sein – am besten für den Rest des Lebens. Aktuell glauben die Wissenschaftler, dass die traditionelle Mittelmeerküche die Ansprüche einer mikrobenfreundlichen Ernährung am ehesten erfüllt. Denn sie ist mit reichlich frischem Obst, Gemüse, fettarmen Milchprodukten, Kartoffeln, Nudeln, Reis, Nüssen, Vollkornbrot und anderen Getreideprodukten nicht nur ausgewogen, sondern auch abwechslungsreich. Auch der regelmäßige Genuss von Fisch gehört dazu. Fettreiche Lebensmittel, Wurst und Fleisch werden nur in Maßen verzehrt. Gekocht wird überwiegend mit Rapsöl, das reich an Omega-3-Fettsäuren ist; das ebenfalls gesunde kalt gepresste Olivenöl ist weitgehend der kalten Küche vorbehalten. So wird der Körper mit allen wichtigen Nährstoffen in ausgewogener Form versorgt. Und: Unsere Darmbakterien erhalten genau das (ballaststoffreiche) Futter, das sie benötigen, um ihren Verbund in einem gesunden, artenreichen Gleichgewicht zu halten.

Info

DAS SCHADET DEN DARMBAKTERIEN

- Eine Ernährung, die den Darmbakterien ihr wichtigstes Nahrungsmittel, die Ballaststoffe, vorenthält (siehe Seite 202).
- Weißmehl und Industriezucker, die Lieferanten der schnell verdaulichen einfachen Kohlenhydrate
- Zu viele Fleischgerichte und Wurst
- Fastfood, Fertigmahlzeiten und ihre zig zugesetzten künstlichen Stoffe wie Aromen, Verdickungsmittel, Geschmacksverstärker, Konservierungsstoffe ... Derzeit gibt es in Europa fast 350 zugelassene Lebensmittelzusatzstoffe! Ihre (unguten) Auswirkungen auf das Darmmikrobiom werden seit einigen Jahren erforscht.

Beispiel Emulgatoren: Das sind Hilfsstoffe, die nicht miteinander mischbare Stoffe wie Öl und Wasser zu einer Emulsion vermengen können. 2015 mischten amerikanische Wissenschaftler der Georgia State University Mäusen Polysorbat 80 (E433) und Carboxymethylcellulose (E466) ins Futter. Wie sich zeigte, genügten zwölf Wochen tägliche Zufuhr, um die Artenvielfalt ihrer Darmmikrobiome drastisch zu dezimieren. Zudem wurden die Mäuse anfällig für entzündliche Darmerkrankungen und Darmkrebs.

Beispiel künstliche Süßstoffe: Von Süßstoffen wie Saccharin (E954), Sucralose (E955) oder Aspartam (E951) weiß man sicher, dass über ihren negativen Einfluss auf die Darmbakterien insbesondere der Zucker- und Fettstoffwechsel nachhaltig beeinträchtigt werden. Dadurch drohen Stoffwechselstörungen wie Übergewicht oder Diabetes. Brisant: Oft greifen gerade die Menschen auf Süßstoffe zurück, die ohnehin schon mit Übergewicht oder Diabetes zu kämpfen haben. Neu ist die Erkenntnis, dass – zumindest im Reagenzglas – alle Zuckerersatzstoffe (neben Aspartam, Sucralose und Saccharin auch Neotam, Advantam und Acesulfam) gegenüber nützlichen *E.-coli*-Bakterien toxisch wirken. Bereits ein bis zwei Getränke mit künstlichem Süßstoff pro Tag sind, so die Forscher der Ben-Gurion University of the Negev (Israel), sehr wahrscheinlich schon schädlich für das Darmmikrobiom.

- Kaiserschnittgeburten, die die natürliche Übertragung von nützlichen Darmbakterien der Mutter auf ihr neugeborenes Kind deutlich erschweren (siehe Seite 57). In Deutschland beträgt der Anteil der Kaiserschnittgeburten mittlerweile mehr als 30 Prozent.
- Künstliche Säuglingsnahrung anstelle von Muttermilch. Wenn kein Gesundheitsproblem vorliegt, sollten frischgebackene Mütter deshalb versuchen, ihr Neugeborenes zu stillen.
- Der sorglose, unkritische Einsatz von Antibiotika (siehe Seite 83)
- Ein zu hohes Maß an Hygiene: Die Mikrobiomforscher gehen davon aus, dass durch unser gründliches Saubermachen eine Reihe von Bakterienarten ausgestorben sind, auch einige nützliche.
- Alkohol ist ein Zellgift, das nicht nur für die Leberzellen schädlich ist, sondern auch die Artenvielfalt im Darm dezimiert. Dies könnte ein Grund sein, weshalb auch das Darmkrebsrisiko steigt, wenn regelmäßig Alkohol getrunken wird.
- Rauchen, das Entzündungsprozesse im Darm auslöst
- Chloriertes Trinkwasser schmeckt nicht gut – auch unsere Darmbakterien mögen es nicht.
- Zu wenig Bewegung. Studien zeigen: Regelmäßiges Training wirkt sich auch positiv auf das Darmmikrobiom aus.

Auf einen Blick: Unsere Darmbakterien

Protektive Darmbakterien verhindern, dass sich im Darm krankmachende Keime ansiedeln, und sorgen so für ein gesundes Gleichgewicht. Zudem stabilisieren sie die Darmbarriere und regulieren das Immunsystem. Allen gemeinsam ist, dass sie Kohlenhydrate abbauen, kurzkettige Fettsäuren wie Butyrat oder Milchsäure bilden und Vitamine produzieren.
Prominente protektive Darmbakterien sind zum Beispiel die Gattungen *Lactobacillus*, *Bifidobacterium*, *Bacteroides* oder *Escherichia coli* Stamm Nissle 1917.
Pathogene Keime, also Bakterien, die krank machen können, werden normalerweise von den protektiven Darmbakterien in Schach gehalten. Gerät die Schutzmacht ins Wanken, etwa weil sie durch eine Antibiotikatherapie oder eine einseitige Ernährung dezimiert wurde, können die pathogenen Darmkeime überhandnehmen. Sie können aber auch über das Essen von verunreinigten Nahrungsmitteln in den Darm gelangen.
Zu den pathogenen Darmkeimen gehören Salmonellen, Shigellen, Yersinien, *Campylobacter* oder *Clostridioides difficile* – sie alle können schwere Durchfallerkrankungen auslösen. Speziell *Campylobacter*-Infektionen begünstigen zudem die Entstehung eines Reizdarms.
Proteolytische Bakterien bauen Eiweiße ab. Die dabei entstehenden Abbauprodukte (wie Ammoniak, Sulfide und Amine) sind für unseren Körper jedoch unbrauchbar. Einige sind sogar schädlich, indem sie zum Beispiel die Leber belasten oder Blähungen verursachen. Speziell bestimmte Clostridien-Arten, die neben Proteinen auch Fette zerlegen, werden zur »Fäulnisflora« gezählt,

weil sie verstärkt Gase und toxisch wirkende Zwischenprodukte bilden. Hinzu kommen Clostridien-Spezies, deren Stoffwechselprodukte an der Entstehung von Krebserkrankungen wie Darmkrebs und Brustkrebs beteiligt sind. Gefürchtet ist auch der Keim *Clostridioides difficile*, der infolge einer Antibiotikatherapie eine schwere Entzündung der Darmschleimhaut hervorrufen kann.
Zu den proteolytischen Bakterien gehören zum Beispiel *Clostridium*, *Klebsiella*, *Proteus* und andere Bakterien aus der Proteobakterien-Gruppe.

Mukonutritive Bakterien bauen Schleim im Darm ab und sorgen so für die kontinuierliche Bildung von gesunder Darmschleimhaut. Zugleich ist der Abbau von Schleim für das wichtigste Bakterium der Butyratproduktion, *Faecalibacterium prausnitzii*, unverzichtbar. Butyrat wiederum ist wichtig für ein saures Darmmilieu, das nötig ist, damit sich keine krankmachenden Keime ansiedeln.
Die beiden wichtigsten Vertreter sind *Akkermansia muciniphila* und *Faecalibacterium prausnitzii*: Sie sind hauptverantwortlich für eine dichte innere Schleimschicht und eine intakte Darmschleimhaut. *Bifidobacterium adolescentis* ist mitverantwortlich, dass ausreichend *Faecalibacterium prausnitzii* vorhanden sind.

Psychobiotika ist ein Begriff, der 2013 von dem Psychiater Ted Dinan und dem Neurowissenschaftler John Cryan ins Leben gerufen wurde. Er umfasst alle Bakterien, die neuroaktive Substanzen produzieren und so über die Darm-Hirn-Achse einen direkten Einfluss auf das Gehirn nehmen.
Zur Gruppe der Psychobiotika gehören unter anderem *Lactobacillus plantarum*, *Lactobacillus brevis*, *Bifidobacterium adolescentis*, *Bifidobacterium infantis* oder *Bacteroides fragilis*.

Glossar

Alpha-1-Antitrypsin:
Entzündungsmarker; erhöhte Werte im Stuhl deuten auf entzündliche Prozesse im Darm hin

Calprotectin:
Protein, das bei einer Entzündung der Darmschleimhaut im Stuhl nachweisbar ist

DNA-Chip (Microarray):
Mit Testfeldern versehenes Plastik- oder Glasplättchen, auf dem sämtliche Gene eines zu untersuchenden Organismus als einsträngige DNA angeordnet sind

Gram-Färbung:
Spezielle Färbung von Bakterien für die mikroskopische Untersuchung; rot = gramnegativ, blau = grampositiv

Immunsuppressivum:
Medikament, das die Aktivität des Immunsystems unterdrückt

Lymphatisches System:
Netzwerk aus allen lymphatischen Organen des Körpers und dem Lymphgefäßsystem

Magnetresonanztomografie, funktionelle (fMRT):
Bildgebendes Verfahren; kann Durchblutungsänderungen in Hirnarealen sichtbar machen; in aktivierten Hirnarealen ist die Durchblutung gesteigert

Medizinische Leitlinien:
Systematisch entwickelte Handlungsempfehlungen zur Unterstützung von Ärzten und anderen in Gesundheitsberufen Tätigen bei ihrer Entscheidung über eine angemessene Gesundheitsversorgung

Polymer:
Chemische Verbindung aus miteinander verbundenen Molekülen, die aus gleichartigen Bausteinen bestehen

Rezeptoren:
Oberflächenstrukturen auf spezialisierten Zellen, die, aktiviert durch bestimmte Substanzen (wie Nervenbotenstoffe), eine chemische oder physikalische Kettenreaktion in Gang setzen

Sekretorisches IgA (Immunglobulin A):
Entzündungsmarker; erhöhte Werte im Stuhl deuten auf entzündliche Prozesse im Darm hin

Zonulin:
Marker für die Durchlässigkeit der Darmwand; das Regulatorprotein kann im Stuhl und im Blutserum bestimmt werden

Bücher, die weiterhelfen

Enders, Giulia:
Darm mit Charme.
Ullstein Verlag, Berlin

Enck, Paul / Frieling, Thomas / Schemann, Michael:
Darm an Hirn!
Herder Verlag, Freiburg

Schulte, Adrian:
Alles Scheiße?
Knaur Verlag, München

Bücher aus dem GRÄFE UND UNZER VERLAG, München

Elmadfa, Prof. Dr. Ibrahim / Meyer, Dr. Alexa Leonie:
Vielkönner Ballaststoffe.

Heepen, Günther H.:
Chaos im Darm.

Kirschner-Brouns, Dr. med. Suzann / Kruis, Prof. Dr. med. Wolfgang / König, Ira:
Abnehmen mit dem Darm.

Muskat, Erich / Elmadfa, Ibrahim / Fritzsche, Doris:
E-Nummern & Zusatzstoffe.

Miehlke, Prof. Dr. Stephan / Frohn, Birgit:
Faszination Darm.

Schaenzler, Dr. Nicole / Bieger, Dr. med. Wilfried:
Der große GU Kompass – Laborwerte.

Schaenzler, Dr. Nicole / Breitenberger, Markus:
Autoimmunerkrankungen.

Schaenzler, Dr. Nicole:
Leber & Galle entgiften und natürlich stärken.

Schaenzler, Dr. Nicole:
Magen und Darm natürlich behandeln.

Schaenzler, Dr. Nicole:
Risiko Bauchfett.

Adressen, die weiterhelfen

Deutsche Gesellschaft für Ernährung e. V. (DGE)
www.dge.de

Österreichische Gesellschaft für Ernährung (ÖGE)
www.oege.at

Schweizerische Gesellschaft für Ernährung (SGE)
www.ssn.ch

Deutsches Institut für Ernährungsforschung (DIfE)
www.dife.de

European Society of Clinical Nutrition and Metabolism (ESPN)
www.espen.org

Deutsche Morbus Crohn / Colitis ulcerosa Vereinigung e. V. (DCCV)
www.dccv.de

Österreichische Morbus Crohn / Colitis ulcerosa Vereinigung
www.oemccv.at

Schweizerische Morbus Crohn / Colitis ulcerosa Vereinigung (SMCCV)
www.crohn-colitis.ch

European Federation of Crohn's & Ulcerative Colitis Associations (EFCCA)
www.efcca.org

Deutsche Gesellschaft für Mukosale Immunologie und Mikrobiom e. V. (DGMIM)
www.dgmim.de

Deutsche Gesellschaft für Gastroenterologie, Verdauungs- und Stoffwechselkrankheiten e. V. (DGVS)
www.dgvs.de

Ernährungsmedizin.blog
Prof. Dr. rer. nat. Martin Smollich
c/o Institut für Ernährungsmedizin, Universitätsklinikum Schleswig-Holstein
www.ernaehrungsmedizin.blog

Register

Impressum

Projektleitung: Barbara Fellenberg

Lektorat: Angelika Lang

Bildredaktion: Simone Hoffmann

Umschlaggestaltung und Layout: independent Medien-Design, Horst Moser, München

Herstellung: Renate Hutt

Satz: Christopher Hammond

Reproduktion: Ludwig:media, Zell am See

Druck und Bindung: Dimograf

ISBN 978-3-8338-7363-8

1. Auflage 2020

Die GU-Homepage finden Sie unter www.gu.de

GRÄFE UND UNZER

Ein Unternehmen der GANSKE VERLAGSGRUPPE

Bildnachweis
Cover: Science Photo Library

Cover-Innenfoto: Shutterstock

Illustrationen: Dmitri Broido: S. 8, 56, 102, 156, 198, Icon bei allen Info-Kästen; Dr. Guido Hegasy: S. 18, 36, 49, 82, 113, 123, 160, 169, 173, 206.

Syndication: www.seasons.agency

Umwelthinweis
Dieses Buch wurde auf PEFC-zertifiziertem Papier aus nachhaltiger Waldwirtschaft gedruckt.

Wichtiger Hinweis
Die Gedanken, Methoden und Anregungen in diesem Buch stellen die Meinung bzw. Erfahrung der Verfasser dar. Sie wurden von den Autoren nach bestem Wissen erstellt und mit größtmöglicher Sorgfalt geprüft. Sie bieten jedoch keinen Ersatz für persönlichen kompetenten medizinischen Rat. Jede Leserin, jeder Leser ist für das eigene Tun und Lassen auch weiterhin selbst verantwortlich. Weder Autoren noch Verlag können für eventuelle Nachteile oder Schäden, die aus den im Buch gegebenen praktischen Hinweisen resultieren, eine Haftung übernehmen.

PEFC
PEFC/32-31-076

QUALITÄTS GARANTIE G|U

LIEBE LESERINNEN UND LESER,
wir wollen Ihnen mit diesem Buch Informationen und Anregungen geben, um Ihnen das Leben zu erleichtern oder Sie zu inspirieren, Neues auszuprobieren. Wir achten bei der Erstellung unserer Bücher auf Aktualität und stellen höchste Ansprüche an Inhalt und Gestaltung. Alle Anleitungen und Rezepte werden von unseren Autoren, jeweils Experten auf ihren Gebieten, gewissenhaft erstellt und von unseren Redakteuren/innen mit größter Sorgfalt ausgewählt und geprüft.

Haben wir Ihre Erwartungen erfüllt? Sind Sie mit diesem Buch und seinen Inhalten zufrieden? Haben Sie weitere Fragen zu diesem Thema? Wir freuen uns auf Ihre Rückmeldung, auf Lob, Kritik und Anregungen, damit wir für Sie immer besser werden können. Und wir freuen uns, wenn Sie diesen Titel weiterempfehlen, in Ihrem Freundeskreis oder bei Ihrem online-Kauf.

Sollten wir Ihre Erwartungen so gar nicht erfüllt haben, tauschen wir Ihnen Ihr Buch jederzeit gegen ein gleichwertiges zum gleichen oder ähnlichen Thema um.

KONTAKT
GRÄFE UND UNZER VERLAG
Leserservice
Postfach 86 03 13
81630 München
E-Mail: leserservice@graefe-und-unzer.de

Telefon: 00800 / 72 37 33 33*
Telefax: 00800 / 50 12 05 44*
Mo-Do: 9.00-17.00 Uhr
Fr: 9.00-16.00 Uhr
(*gebührenfrei in D,A,CH)

www.facebook.com/gu.verlag